Romain Carmantrant

Cancers de la sphère ORL après transplantation

Romain Carmantrant

Cancers de la sphère ORL après transplantation

Presses Académiques Francophones

Impressum / Mentions légales
Bibliografische Information der Deutschen Nationalbibliothek: Die Deutsche Nationalbibliothek verzeichnet diese Publikation in der Deutschen Nationalbibliografie; detaillierte bibliografische Daten sind im Internet über http://dnb.d-nb.de abrufbar.
Alle in diesem Buch genannten Marken und Produktnamen unterliegen warenzeichen-, marken- oder patentrechtlichem Schutz bzw. sind Warenzeichen oder eingetragene Warenzeichen der jeweiligen Inhaber. Die Wiedergabe von Marken, Produktnamen, Gebrauchsnamen, Handelsnamen, Warenbezeichnungen u.s.w. in diesem Werk berechtigt auch ohne besondere Kennzeichnung nicht zu der Annahme, dass solche Namen im Sinne der Warenzeichen- und Markenschutzgesetzgebung als frei zu betrachten wären und daher von jedermann benutzt werden dürften.

Information bibliographique publiée par la Deutsche Nationalbibliothek: La Deutsche Nationalbibliothek inscrit cette publication à la Deutsche Nationalbibliografie; des données bibliographiques détaillées sont disponibles sur internet à l'adresse http://dnb.d-nb.de.
Toutes marques et noms de produits mentionnés dans ce livre demeurent sous la protection des marques, des marques déposées et des brevets, et sont des marques ou des marques déposées de leurs détenteurs respectifs. L'utilisation des marques, noms de produits, noms communs, noms commerciaux, descriptions de produits, etc, même sans qu'ils soient mentionnés de façon particulière dans ce livre ne signifie en aucune façon que ces noms peuvent être utilisés sans restriction à l'égard de la législation pour la protection des marques et des marques déposées et pourraient donc être utilisés par quiconque.

Coverbild / Photo de couverture: www.ingimage.com

Verlag / Editeur:
Presses Académiques Francophones
ist ein Imprint der / est une marque déposée de
AV Akademikerverlag GmbH & Co. KG
Heinrich-Böcking-Str. 6-8, 66121 Saarbrücken, Deutschland / Allemagne
Email: info@presses-academiques.com

Herstellung: siehe letzte Seite /
Impression: voir la dernière page
ISBN: 978-3-8381-7458-7

1

UNIVERSITÉ PARIS VI – PIERRE ET MARIE CURIE

FACULTE DE MEDECINE SAINT ANTOINE

_____

ANNEE 2003

THESE

Pour le

DOCTORAT EN MEDECINE

DES d' Oto-Rhino-Laryngologie

Présentée et soutenue publiquement

Le 28 Octobre 2003
Par

Romain CARMANTRANT

Né le 13 Août 1974, à Saint Maur des Fossés, France

---

*Particularités des carcinomes épidermoïdes des VADS chez les patients greffés sous
traitement immunosuppresseur.
Etude sur 16 cas à l'Institut Gustave Roussy .*

Directeur de thèse :

M. le Professeur MARANDAS

_____

JURY

M. Le Professeur PEYNEGRE , *Président de thèse*
Mme. Le Professeur BARRY
M. Le Professeur BOBIN
M. Le Professeur BRASNU
M. Le Professeur FRACHET
M. Le Professeur GEHANNO
M. Le Professeur HERMAN
M. Le Professeur LACAU St GUILY
M. Le Professeur TRAN BA HUY
M. Le Professeur VAN DEN ABBEELE

INTRODUCTION

La plupart des cancers que développent les patients qui ont subi une transplantation d'organe, et qui ont de ce fait un traitement immunosuppresseur, possèdent des particularités, notamment en terme d'incidence, d'agressivité, d'évolution, de survie, d' histologie, et de prise en charge. Ces caractéristiques sont largement décrites dans de nombreux articles, notamment pour les cancers cutanés, pour les lymphomes des *VADS* (*Voies Aero-Digestives Supérieures*) [1] [2-11, 12 , 13-25]. Pour notre part, nous nous sommes intéressés plus particulièrement aux carcinomes épidermoïdes des *VADS*, qui forment une entité à part, dans la série des cancers ORL, et dont l'étude, dans la population générale, est largement documentée. Nous avons constaté que depuis 35 ans, peu d'articles ont étés consacrés à ces cancers des *VADS* chez les patients greffés. On retrouve dans la littérature essentiellement des cas rapportés [14, 26-40] et en fait peu d'études portant sur des séries de malades. [9, 12, 20, 22, 25, 37] . De ce fait, il nous a paru intéressant d'exposer notre expérience de ces patients transplantés qui développent un carcinome épidermoïdes des *VADS,* et d'essayer, à travers l'étude d'une série conséquente de patients, de faire ressortir des caractéristiques propres à ces tumeurs, en termes d'épidémiologie, de facteurs de risque, d'agressivité , d'évolution, de survie et de traitement.

Notre étude sera donc basée sur une série de 16 malades ayant bénéficié d'une transplantation d'organe suivi d'un traitement immunosuppresseur, pris en charge et traités pour un ou plusieurs carcinomes épidermoïdes des *VADS* (cavité buccale- oropahrynx et larynx- pharynx) à l'Institut Gustave Roussy.

Après quelques rappels de notions générales sur les transplantations d'organe, l'immunodépression obligatoire qui les accompagne, le rôle de l'immunité dans l'apparition des cancers, et les particularités des cancers apparaissant sur terrain immunodéprimé, nous nous intéresserons aux cas de notre série; puis nous ferons un exposé des principales données de la littérature, que nous comparerons ensuite aux résultats de notre étude et essayerons d'en dégager les points de consensus, les éléments qui diffèrent, les questions qui restent à résoudre et les perspectives d'avenir.

NOTIONS GENERALES

LES TRANSPLANTATIONS D'ORGANE

Historique

Si le XIXème siècle est parsemé d'expériences de greffes tissulaires (peau, joues de lapin, queues de rat ...), l'histoire de la greffe d'organes se concentre sur le XXème siècle. L'évolution est marquée par plusieurs acquisitions fondamentales, autant de préalables à cette progression.

Premier préalable : la suture vasculaire.

Les écoles de Vienne et de Lyon avec ULMAN, et CARREL qui prolongera son travail aux U.S.A., seront pionnières des greffes chez l'animal: reins, cœur etc... En 1906, JABOULAY greffe un rein de chèvre au coude d'une femme urémique. En 1933, le russe VORONOY publie la première greffe rénale à partir d' un rein de cadavre. L'échec est immédiat. La seconde guerre mondiale impose un long sommeil. Les travaux reprennent et bien naturellement la transplantation rénale va concentrer tous les efforts. BOSTON et PARIS sont les villes phares de la greffe rénale sur donneurs vivants. La France de 1952 se passionne pour l'histoire d'un jeune charpentier de 17 ans qui voit son rein unique éclater après la chute d'un toit. Sa mère supplie qu'on prélève un de ses reins pour le donner à son fils qui décédera 21 jours après sa greffe.

Second préalable : l'immunosuppression.

En 1952, DAUSSET publie ses travaux sur le système HLA.

En 1954, la démonstration de l'obligatoire compatibilité est faite : greffe réussie entre deux vrais jumeaux. Le greffé épouse son infirmière...

En 1956 à Boston puis à Paris, sont effectuées des greffes entre faux jumeaux avec irradiation et corticoïdes.

On perçoit bien que l'on ne peut en rester à la greffe entre jumeaux et que l'obstacle de l'incompatibilité biologique doit être franchi. L'immunosuppression apparaît, elle est induite par irradiation totale, 6-MP, corticoïdes, azathioprine, méthotrexate... et à Richmond, HUME réalise la première greffe avec immunosuppression à partir d'un rein de cadavre.

Troisième préalable : la mort cérébrale.

A la même période en 1959, l'école neurologique parisienne et en particulier celle de MOLLARET décrivent l'état de mort cérébrale ouvrant ainsi le champ immense du prélèvement à cœur battant. **L'idée du don d'organes apparaît.**

Quatrième préalable : la conservation des organes.

Outre le froid, les travaux de COLLINS puis de BELZER apportent des solutés de protection des organes prélevés. **La greffe rénale** est maîtrisée, **la greffe hépatique** peut se développer et STARZL, à Denver, s'affirme comme le maître à penser et à exécuter de cette greffe. Il réalise la première en 1963.

La greffe pulmonaire tentée pour la première fois par HARDY en 1963 est un échec. On note cependant le succès très isolé de DEROM à Gand qui, en 1968, obtient une survie de 10 mois chez un jeune mineur silicotique.

En 1966, R. LILLEHEI effectue la première **greffe pancréatique**.

Cette transplantation se révélera difficile malgré l'apport de l'équipe de Lyon pour la suppression de la sécrétion exocrine.

Bénéficiant des travaux de SHUMWAY à San Francisco, le 3 décembre 1967, BARNARD, au Cap, étonne le monde par la première greffe de l'organe le plus symbolique : **le cœur**. Après l'engouement, la déception se prolongera jusqu'en 1980 où, presque seuls, SHUMWAY et CABROL persévèrent.

Le début de la décennie 80 apporte la découverte de la **ciclosporine**. Ajouté à l'expérience accumulée, cet agent immunosuppresseur déclenchera un considérable développement de la transplantation.

Dans cet élan, REITZ et SHUMWAY mettent au point **la greffe cœur-poumons**, l'équipe de PATTERSON à Toronto s'illustre dans la greffe pulmonaire. En Angleterre, YACOUB et WALLWORK révèlent d'impressionnantes séries de greffes cardio-pulmonaires et pulmonaires. L'ère des pionniers est accomplie.

Quelques dates :

1933 Première greffe rénale à partir d'un donneur décédé par le Dr Voronoy, Khersov, URSS

1952 Première greffe rénale à partir d'un donneur vivant par le Prof. J. Hamburger, Paris, France

Découverte du système HLA par le Prof. Dausset, Paris, France

1962 Première typisation tissulaire entre donneur et receveur par le Prof. J. Hamburger, Paris, France

1963 Première greffe hépatique par le Prof. T. Starzl, Denver, USA

Première greffe pulmonaire par le Prof. J. Hardy, Mississippi, USA

Première xéno-greffe d'un rein de chimpanzé sur l'homme par le Prof. K. Reemtsma, USA

1964 Première xéno-greffe de foie d'un chimpanzé sur l'homme par le Prof. T. Starzl, Denver, USA

Première xéno-greffe de coeur d'un chimpanzé sur l'homme par le Prof. J. Hardy, Mississippi, USA

1966 Première greffe pancréatique par le Prof. R. Lillehei, Minnesota, USA

1967 Première greffe cardiaque par le Prof. Ch. Barnard, Cape Town, Afrique du Sud

1968 Première greffe cardio-pulmonaire par le Prof. D. Cooley, Houston, USA

1978 Première greffe rein-îlots de Langerhans par le Prof F. Largiadèr, Zürich, Suisse

1984 Premier traitement clinique du rejet par Sandimmun

Découverte du FK 506, immunosuppresseur, Japon

Première xéno-greffe de coeur d'un babouin sur une fillette " Baby Fae " par le Prof. L. Bailey Californie, USA

Première greffe de split-liver par le Prof. H. Bismuth, Villejuif, France

1985 Première greffe d'intestin grêle par le Prof. Z. Cohen, Toronto, Canada

1987 Première greffe coeur domino à Baltimore, USA

1989 Première greffe hépato-intestinale par le Prof. D. Grandt, Toronto, Canada

Premier test clinique du FK 506 chez l'homme pour la transplantation hépatique

Première greffe multi organe par le Prof. R. Margreiter, Innsbruck, Autriche

1998 Première allogreffe de la main et avant-bras par les Prof. J-M. Dubernard et E. Owen, Lyon, France

1999 Première implantation d'un cœur artificiel avec batterie incorporée par les Prof. R. Korfer et W. Pae, Bad Oeynhausen, Allemagne

Première greffe de foies "en cascade" 1 donneur, 3 receveurs par le Prof. H. Bismuth, Villejuif, France

Epidémiologie

Quelques chiffres
(Données fournies par l'EFG : Etablissement Français des Greffes)

Après une baisse de l'activité des greffes d'organe enregistrée au début des années 90, on observe actuellement, depuis 1996, une augmentation régulière (+ 3,6 % en 2001) (**Figure G1**) .

Pour ce qui est des greffes d'organe, les greffes de reins sont les plus fréquemment réalisées (60 %) puis viennent les greffes de foie puis de cœur (**figure G2**).

Parmi les 3325 greffes d'organe en 2001, 3153 étaient des greffes d'organe isolé (un greffon pour un receveur).

Figure G 1. Evolution du nombre de greffes d'organes tous types confondus

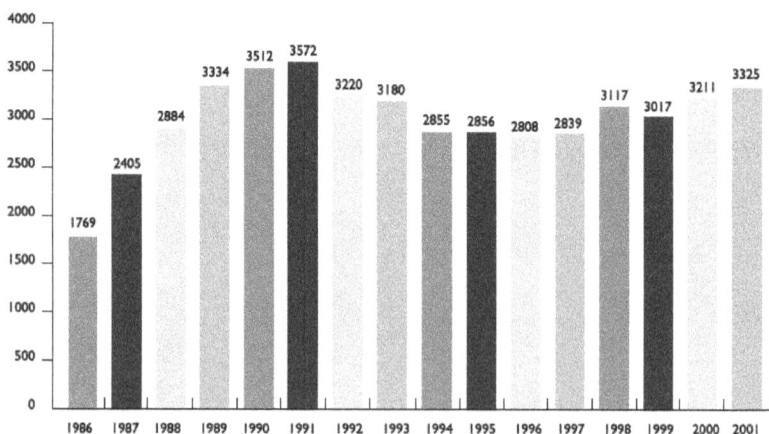

Evolution de l'activité de greffe d'organes entre 1997 et 2002 selon le type d'organe

	1997	1998	1999	2000	2001	2002
Cœur	366	370	321	328	316	319
Cœur-Poumons	25	26	28	25	26	20
Poumons	65	88	71 (1)	70 (2)	91 (2)	88 (2)
Foie	621 (19)	693 (21)	699 (23)	806 (52)	803 (48)	882 (45)
Reins	1688 (70)	1882 (73)	1842 (77)	1924 (84)	2022 (101)	2255 (108)
Pancréas total	63	47	49	54	60	59
Intestin	10	9	7	4	7	9
Total	2838	3115	3017	3211	3325	3632
	(89)	(94)	(102)	(138)	(151)	(155)

(2) dont donneur vivant hors domino

- -

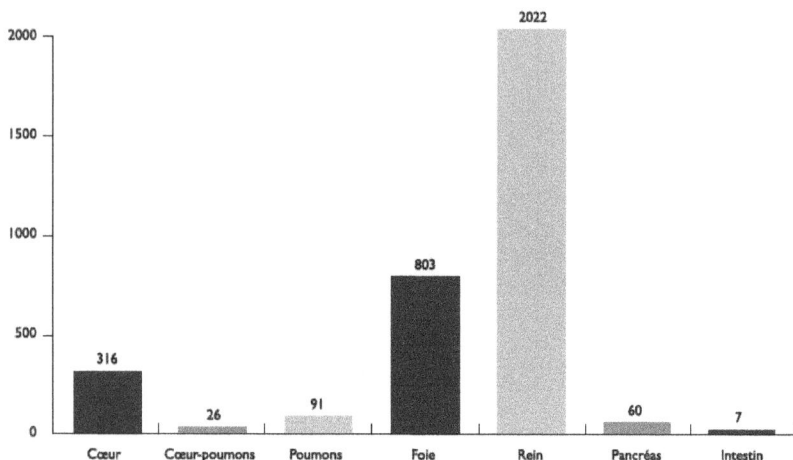

Figure G 2. Nombre de greffes effectuées par type d'organe en 2001

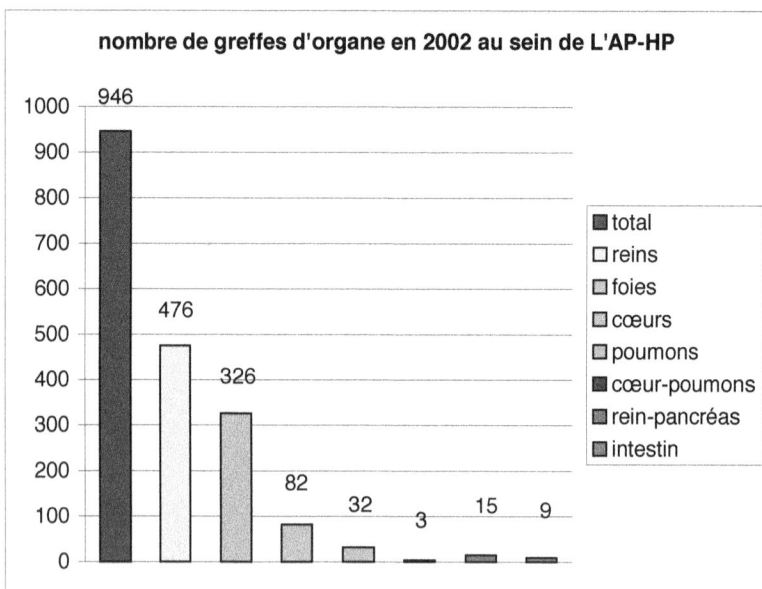

nombre de greffes d'organe en 2002 au sein de L'AP-HP

Pour ce qui est des greffes de reins : 2022 greffes ont été effectuées en 2001

en France par 46 équipes, avec une augmentation depuis 1994, pour atteindre

en 2002 , un niveau historique en France , 2255 greffes (**figure R4**)

Figure R 4. Evolution annuelle du nombre de greffes rénales

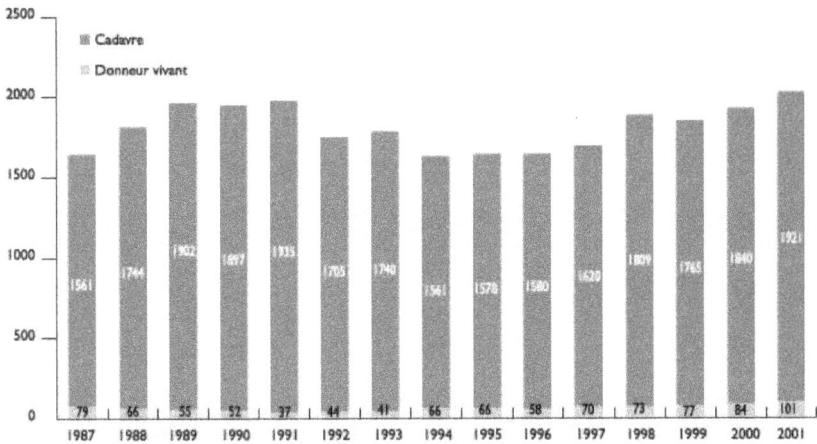

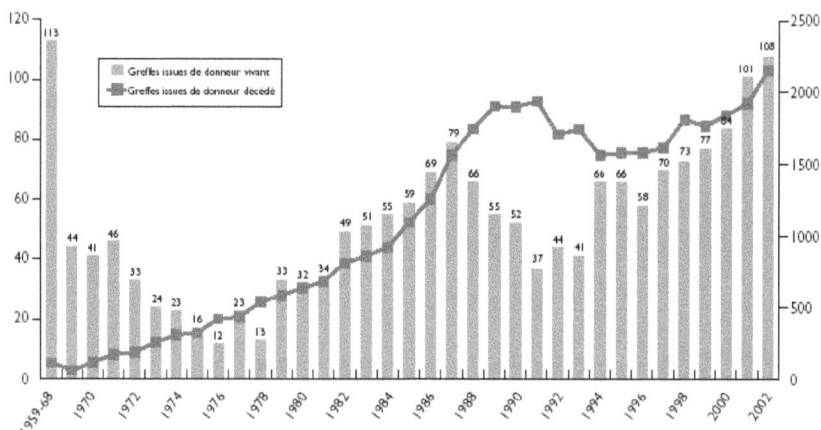

Pour ce qui est des greffes de foie, 803 ont été réalisées en 2001, 882 en 2002 .

Il y a 24 unités de transplantation hépatique en France, avec une distribution

hétérogène sur le territoire. Seulement 3 équipes ont une orientation pédiatrique

exclusive, et 10 ont une activité adulte exclusive. Il est à noter une augmentation

particulièrement marquée en 2000, répondant à un besoin accru de la population.

.

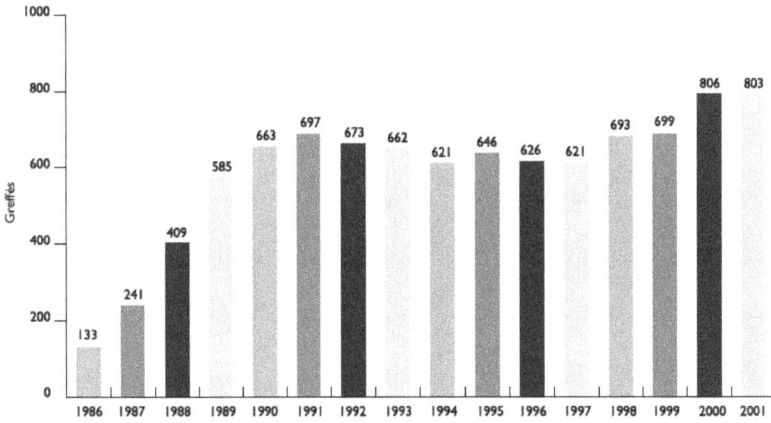

Pour les greffes de cœurs : il y a 27 équipes sur toute la France qui pratiquent la transplantation cardiaque, dont 14 sont à orientation adulte exclusive. On note aussi, comme pour les autres greffes d'organe un ralentissement au début des années 90;

En 2001, 316 cœurs ont été greffés , et 319 en 2002 .(**figure C11**)

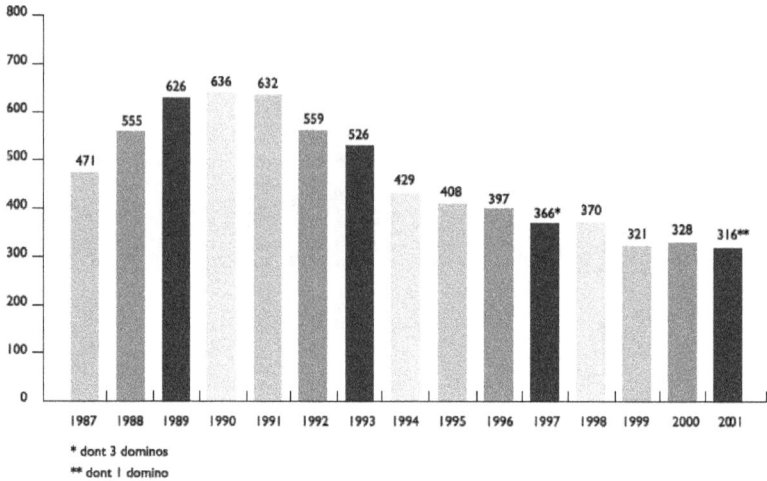

* dont 3 dominos
** dont 1 domino

Pour les greffes de Cellules Souches Hématopoïétiques, elles se repartissent en greffes autologues et en greffes allogéniques. En 2001, il y a eu 3665 greffes de CSH autologues ou allogéniques, soit 4 % de plus qu'en 2000.

Figure CSH 12. Evolution du nombre de malades ayant eu une autogreffe de cellules souches hématopoïétiques ou un support de cellules souches hématopoïétiques

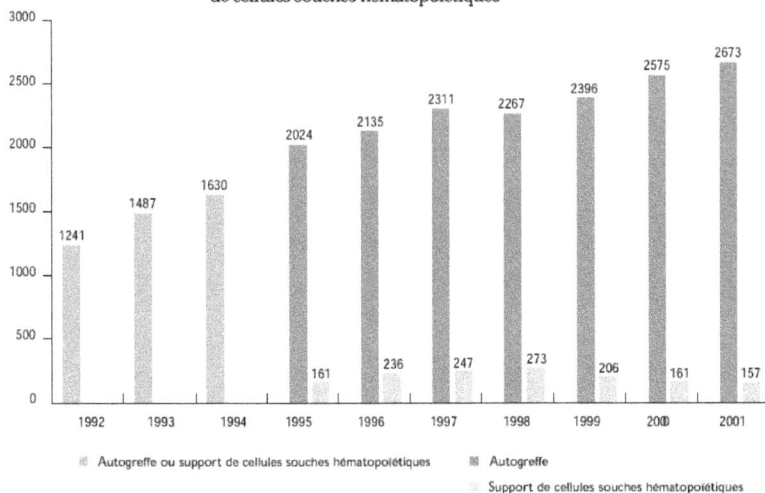

Autogreffe ou support de cellules souches hématopoïétiques   Autogreffe

Support de cellules souches hématopoïétiques

Figure CSH 17. Evolution du nombre d'allogreffes de cellules souches hématopoïétiques de la moelle osseuse, du sang périphérique ou du sang placentaire

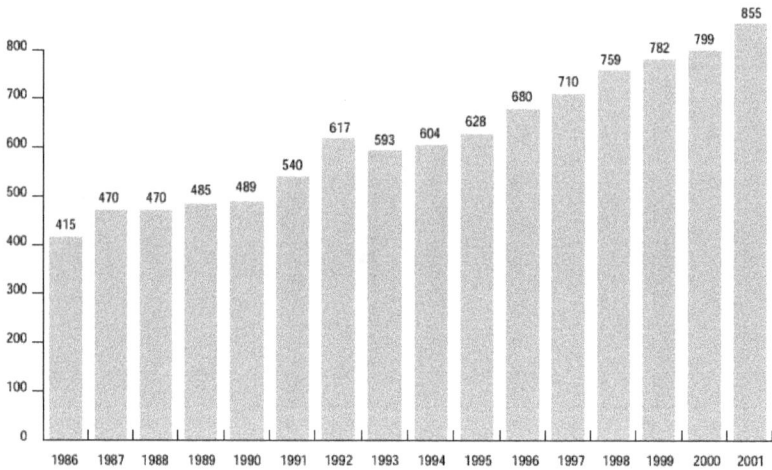

Année	Nombre
1986	415
1987	470
1988	470
1989	485
1990	489
1991	540
1992	617
1993	593
1994	604
1995	628
1996	680
1997	710
1998	759
1999	782
2000	799
2001	855

RAPPELS IMMUNOLOGIQUES SUR LES GREFFES

Bien que des progrès considérables aient été réalisés, tant au plan chirurgical, que dans le maniement des techniques immunosuppressives, le problème majeur qui persiste dans les greffes est celui de la réaction immunologique de rejet. Cette réaction est dirigée contre les antigènes d'histocompatibilité (système HLA et autres systèmes mineurs) portés par les cellules du greffon. C'est cette réaction qui impose une immunosuppression permanente. Quels sont les mécanismes immunologiques impliqués dans les greffes? [41]

Définitions

La greffe ou transplantation, peut être d'organe (foie , rein …) de tissu, ou de cellules (cellules souches de la moelle). L'*hôte* est l'individu qui reçoit le *greffon*, prélevé chez le *donneur*.

- **Autogreffe**: le donneur et le receveur sont le même individu.

- **Allogreffe**: le donneur et le receveur sont des individus distincts, génétiquement différents mais de la même espèce.

- **Greffe syngénique** : le donneur et l'hôte sont deux individus distincts mais génétiquement semblables (jumeaux monozygotes).

- **Xénogreffe**: le donneur et l'hôte sont de deux espèces différentes.

- **Greffe orthoptique**: le greffon est transplanté dans sa position anatomique naturelle.

- -

- **Greffe hétérotopique** : le greffon est transplanté dans une position différente de sa situation anatomique naturelle

Les greffes qui ont été réalisés chez les patients de notre série sont, pour les greffes d'organe solide (foie, rein, cœur) des allogreffes orthoptiques.

Devenir d'une greffe

Des greffes de peau expérimentales chez la souris ont permis depuis longtemps d'établir des lois de la transplantation:

- Une greffe syngénique n'est pas rejetée car le patrimoine génétique est identique.

- Une greffe allogénique provoquera inévitablement un rejet en l'absence de traitement immunosuppresseur.

L'évolution naturelle d'une greffe de peau dans le modèle animal, est relativement constante: En cas de greffe syngénique, l'acceptation du greffon se traduit au 3° jour par une revascularisation de la peau sans infiltration cellulaire et une prise définitive vers le 8° jour. Pour une première greffe allogénique, un rejet survient inéluctablement entre le 10° et le 14° jour selon la séquence suivante: 3° jour revascularisation du greffon mais infiltration cellulaire (cellules mononuclées); 5° jour, circulation sanguine ralentit avec apparition d'œdème et de thrombose; 7° jour nécrose du greffon qui aboutit au rejet. Si une deuxième allogreffe est alors effectuée du même donneur au même hôte, celle-ci sera rejetée plus rapidement en 2 ou 3 jours (rejet de 2° set) et cela traduit l'existence d'une mémoire immunitaire, et spécifique car une allogreffe réalisée à partir d'un donneur différent du premier, sera rejetée en 10 à 14 jours. Le rôle des **lymphocytes T** dans cette réaction est primordial.

Il existe 4 types de rejet selon leur chronologie :

- **Le rejet suraigu**: intervient dans les premières heures de la greffe. Il existe dans ce cas des anticorps préformés chez l'hôte, dirigés contre les antigènes du greffon. Une épreuve systématique de compatibilité lymphocytaire (CROSS-MATCH) doit donc être faite avant la greffe .

- **Le rejet aigu:** il est caractérisé par une diminution soudaine et rapide de la fonction du greffon. Ces épisodes peuvent survenir n'importe quand après la greffe, mais en fait leur survenue et leur aspect sont très dépendants du protocole d'immunosuppression auquel le patient est soumis. On distingue classiquement :

  ☞ **Le rejet aigu précoce**: intervient dans les 10 premiers jours

  ☞ **Le rejet aigu tardif**: après 10 jours.

- **Le rejet chronique**: après 2 à 3 ans. Il est définit comme la perte à long terme de la capacité fonctionnelle du greffon. C'est une situation pathologique chronique qui est la conséquence d'une association de multiples processus lésionnels immunologiques mais aussi non immunologiques.

Bases cellulaires du rejet

La réaction de rejet fait intervenir une reconnaissance des alloantigènes du **CMH** (complexe majeur d'histocompatibilité) portés par les cellules du greffon. Cette reconnaissance se fait par les **lymphocytes T CD4 et CD8** de l'hôte. Les lymphocytes T CD4 reconnaissent les **molécules HLA de classe II**, alors que les lymphocytes T CD8 reconnaissent **les molécules HLA de type I**. Les molécules de classe I sont exprimées à la surface de la plupart des cellules nucléées de l'organisme alors que les molécules de classe II ne sont exprimées qu'à la surface des **cellules présentatrices de l'antigène** (monocytes, macrophages, cellules dendritiques, lymphocytes B et T activés).

Lorsqu'il y a une disparité HLA de classe I et II , entre le donneur et l'hôte, ce sont à la fois les L T CD4 et les L T CD8 qui sont stimulés par les alloantigènes du greffon : Les LT CD8 de l'hôte reconnaissent les antigènes HLA de classe I du greffon, et se différencient en **Lymphocytes T cytotoxiques** grâce aux lymphocytes T CD4 auxiliaires eux-mêmes stimulés par les antigènes HLA de classe II exprimés à la surface des cellules présentatrices d'antigènes du greffon (cellules dendritiques, monocytes et macrophages). De plus les cellules dendritiques du greffon sont capables de migrer dans les organes lymphoïdes de l'hôte où elles vont stimuler les LTCD4 et les LTCD8.

Mécanismes immunologiques du rejet

Comme nous l'avons vu les lymphocytes T CD4, les lymphocytes T CD8 et les anticorps, sont les effecteurs capables de participer à une réaction de rejet.

- **lymphocytes T CD4**: vont provoquer le mécanisme initial par réaction d'hypersensibilité retardée.

- **lymphocytes T CD8**: agissent directement par effet cytotoxique sur le greffon en détruisant les cellules de l'endothélium et du parenchyme.

- **les alloanticorps**: activent le système du complément et provoquent des lésions au niveau des vaisseaux du greffon.

Rejet suraigu

Il se caractérise par une thrombose des vaisseaux irriguant le greffon. Il survient dans les minutes ou les heures qui suivent le rétablissement de la circulation dans le greffon. Cette thrombose aboutit à un infarctus du greffon avec des lésions ischémiques irréversibles pour l'organe. Mécanisme: des anticorps (en général de type IgG) présents chez l'hôte, vont se fixer sur l'endothélium du greffon. Ces anticorps activent le système du complément et provoquent la stimulation des cellules endothéliales qui produisent des facteurs de coagulation favorisant l'adhérence et l'agrégation des plaquettes, aboutissant à une thrombose. Ces anticorps sont dirigés contre les molécules du système HLA et contre d'autres systèmes mineurs. La présence de ces anticorps s'explique par une **sensibilisation préalable**: transfusion, première greffe ou grossesse (allo-immunisation foeto-maternelle). Le rejet suraigu traduit donc le développement d'une réaction secondaire (anamnéstique).

Rejet aigu

Il survient dans les 8 à 15 jours en l'absence de présensibilisation et d'immunosuppression. Le rôle essentiel des lymphocytes T dans le rejet aigu est apparu à de nombreux niveaux: leur présence en grand nombre dans l'infiltrat cellulaire qui caractérise le rejet, leur capacité à transférer l'immunité de greffe à des receveurs naïfs, l'absence de rejet chez les animaux qui en sont dépourvus. Le rejet aigu de greffe passe par 4 étapes:

- -

- **Première étape** : une reconnaissance des allo-antigènes (essentiellement par les cellules présentatrices de l'antigène qui présentent le complexe HLA peptide aux récepteurs T des lymphocytes)

- **Deuxième étape**: une activation lymphocytaire et une prolifération clonale. L'activation du LT est sous la dépendance de 2 signaux: le premier en rapport avec l'activation du récepteur T et le second apporté par les molécules de stimulation; ceci a pour conséquence la synthèse de cytokines notamment celle de l'IL 2 qui est en partie responsable de la prolifération clonale des lymphocytes; l'IL 2 libérée se fixe de façon autocrine sur des récepteurs de haute affinité exprimés lors de l'activation des lymphocytes, cette liaison déclenche à son tour des signaux intracellulaires à l'origine de la progression du cycle cellulaire.

- **Troisième étape**: L'infiltration du greffon par diapédèse des lymphocytes T à partir des vaisseaux sous l'action de molécules d'adhésion.

- **Quatrième étape**: L'agression des cellules parenchymateuses et endothéliales par les lymphocytes T, lymphocytes B, les cellules NK, macrophages. Ceci entraîne, par des mécanismes sécrétoires et non sécrétoires, une cytotoxicité et/ou une apoptose des cellules parenchymateuses.

Rejet chronique ou dysfonction chronique du greffon

C'est la persistance d'une réaction immunitaire chez l'hôte, plusieurs mois ou années après la greffe. Il s'accompagne d'une détérioration progressive des capacités fonctionnelles du greffon malgré le traitement immunosuppresseur.

Le rejet chronique est aujourd'hui la **principale cause d'échec** des transplantations: seulement 20% des greffes de rein restent fonctionnels après 10 ans (soit ils sont greffés à nouveau, soit ils restent en dialyse), 50% des greffes de cœur développent un rejet chronique dans les 7 ans et 50 % des greffes pulmonaires dans l'année post-greffe.

Le rejet chronique se caractérise par des atteintes vasculaires, principalement des artères, avec au premier plan , des lésions de fibrose (artérite fibro oblitérante etc..).

Mécanismes immunologiques : ce sont les cellules de l'endothélium vasculaire qui sont principalement touchées ; l'évolution se fait en 3 phases:

☞ **1°Phase** *humorale*: les anticorps cytotoxiques circulants agissent en activant le complément. Cette réponse est responsable des lésions initiales de l'endothélium

☞ **2°Phase** *cellulaire*: infiltration de cellules mononuclées (monocytes, macrophages, lymphocytes T et cellules NK)

☞ **3°phase**: entretenue par la sécrétion de cytokines par les cellules immunocompétentes et par les cellules de l'endothélium.

Ce sont les atteintes répétées de l'endothélium vasculaire qui conduisent à une oblitération progressive de la lumière avec épaississement de la paroi.

Mais la dégradation progressive des organes transplantés tient semble t-il autant à des mécanismes immunologiques qu'à des facteurs indépendants de la stimulation alloantigénique: principalement les lésions d'ischémie de perfusion chez le donneur et des désordres métaboliques.

Forme particulière de rejet: réaction de greffon contre l'hôte: GVH (Graft Versus Host)

Il s'agit d'un phénomène immunologique observé avec les greffes de moelle, au cours duquel les cellules réticulo-endothéliales du greffon, reconnaissent comme étrangers, certains antigènes de l'hôte. Dès que les cellules du greffon sont immunocompétentes, elles sont capables d'une action cytotoxique contre les tissus de l'hôte. Par ailleurs, l'hôte est incapable de réagir contre les cellules du greffon, puisqu'il a été immunodéprimé soit par chimiothérapie et / ou par irradiation préalables .

Les manifestations cliniques du GVHD sont les suivantes [42]:

☞ **manifestations aiguës** (avant 3 mois de la greffe) : dans 75 % des greffes de moelle .

Les symptômes les plus fréquents sont la fièvre et une éruption cutanée érythémateuse diffuse et rapidement extensive. Les autres symptômes sont : ulcérations muqueuses (surtout au niveau ORL), diarrhée hydrique, hépatopathie avec ictère, hépatomégalie, et élévation des enzymes hépatiques. Histologiquement le GVH aigü se manifeste par une dégénérescence de la couche basale de l'épithélium cutané, une infiltration lymphoïde de la jonction dermo-épidermique, et la présence de corps éosinophiles appelés « cellules momifiées ».

☞ **manifestations chroniques** (après 3 mois) : présent dans 25 % des greffés ayant une survie prolongée. Les manifestations sont cutanées, muqueuses, neurologiques, de malabsorption, d'hépatite chronique active. Celles-ci sont fréquemment associées à un amaigrissement et à des infections récurrentes. Les manifestations cutanées commencent par des macules ou des papules érythémateuses ou violacées. Puis elles évoluent en dermatite hyper pigmentée et desquamative avec ulcération et alopécie. Au niveau cervico facial, le GVH chronique produit des symptômes muqueux et cutanés proches du syndrome de Gougerot-Sjögren et du lichen plan oral . Les muqueuses gastro-intestinales, le foie et le pancréas sont aussi fréquemment atteints (diarrhée, ictère , hépatomégalie). Les troubles immunitaires provoquent un terrain favorable aux infections sévères.

☞ **Particularités des lésions ORL** : la muqueuse buccale peut être le siège de lésions allant du simple érythème à l'atrophie muqueuse avec fibrose extensive sous muqueuse. Au cours du GVH aigu, les lésions sévères peuvent prendre la forme de multiples ulcérations, superficielles mais confluentes. Celles-ci peuvent disparaître spontanément ou après traitement par corticoïdes.

Prévention du rejet

Tout le problème des greffes réside donc dans le fait de prévenir à tous prix le rejet.

Compatibilité du système HLA

La compatibilité du système HLA a un rôle primordial dans le devenir d'une greffe.

L'étude de la compatibilité HLA entre hôte et donneur est donc indispensable avant et après la greffe. Dans l'ordre décroissant, l'appariement sera réalisé en tenant compte d'abord de compatibilité HLA – DR, puis HLA – B, puis HLA-A.

Avant la greffe, par typage HLA au moins deux fois sur des prélèvements biologiques différents, puis par la recherche régulière (surtout après une situation à risque d'immunisation) chez le receveur d'une immunisation anti-HLA. Les épreuves de compatibilité lymphocytaires (cross match) sont obligatoires avant toute greffe et avec le sérum «du jour» de l'hôte (sauf pour le rein : sérum historique sauf si le patient a des anticorps anti-HLA au préalables).

- -

De même dans le suivi post greffe , une recherche régulière d'anticorps anti HLA sera réalisée afin de mettre en évidence une éventuelle immunisation du patient greffé.

Traitements immunosuppresseurs

Lors de la différenciation cellulaire et de l'expansion clonale induites par l'antigène, les cellules T CD4+ secrètent différentes lymphokines, notamment l'interleukine 2 (**IL2**), nécessaires à l'amplification de la réponse immune et à la prolifération des cellules effectrices. Les traitements immunosuppresseurs inhibent cette réaction et chaque agent utilisé actuellement *(en 2003)* a une action prédominante sur une des étapes de la réponse immune [43]. La *6-mercaptopurine* (1961), en association avec les *corticoïdes,* a longtemps été le traitement immunosuppresseur chimique de référence en transplantation d'organe. Puis les *anticorps polyclonaux* (1970), la *ciclosporine* et enfin les *anticorps monoclonaux* (1980), dirigés contre des sous-populations lymphocytaires, leurs récepteurs et/ou les cytokines, ont permis d'obtenir une immunosuppression plus spécifique en diminuant la morbidité et la mortalité associées. Depuis 1990, de nouveaux médicaments immunosuppresseurs d'action élective et puissante sont apparus et dont l'intérêt est en cours d'évaluation.

Azathioprine (Imurel)

Analogue des bases puriques, l'azathioprine ou 6 (1-methyl-4-nitro-imidazole)-thiopurine, est un précurseur de la 6-mercaptopurine (**6MP**). Son activité immunosuppressive repose, après transformation en 6MP, sur l'inhibition de la synthèse des acides nucléiques. L'action de l'azathioprine sur la réponse immune in vitro prédomine sur les cellules T dont elle inhibe la prolifération. Elle diminue également la production d'IL2, le pool de cellules cytotoxiques NK et de monocytes. In vivo, aux doses thérapeutiques, elle prolonge la survie des allogreffes sans modification des populations lymphocytaires, des tests fonctionnels in vitro ou des concentrations d'anticorps préformés[44].

Glucocorticoïdes

La cortisone a été utilisée dans le traitement du rejet aigu après transplantation rénale dès 1960. Les glucocorticoïdes synthétiques, dont l'action anti-inflammatoire est multipliée par 4 a 5 par rapport aux glucocorticoïdes naturels avec un moindre effet minéralocorticoïde, sont actuellement utilisés.

Mode d'action :

Les glucocorticoïdes se lient a un récepteur protéique intracellulaire et l'interaction du complexe forme avec l'ADN induit la synthèse des protéines responsables de l'action des stéroïdes. De plus, le complexe corticoïdes-récepteur inhibe certains facteurs transcriptionnels nécessaires notamment à la production de cytokines, expliquant ainsi, au moins en partie, l'effet inhibiteur des corticoïdes sur la synthèse d' IL 1. Les glucocorticoïdes agissent sur le calcium ionophore et modifient les flux calciques transmembranaires. Cette action bloque la prolifération lymphocytaire après stimulation du récepteur CD3/Ti in vitro. L'action anti-inflammatoire n'est pas spécifique. Les corticoïdes diminuent le chimiotactisme des polynucléaires neutrophiles et des monocytes, la maturation du monocyte en macrophage et l'activité phagocytaire. Ils retardent la cicatrisation en inhibant les fibroblastes et la formation de collagène. Les corticoïdes inhibent la prolifération des lymphocytes T, diminuent la coopération entre monocytes-macrophages et lymphocytes et la liaison des facteurs du complément, de l'IgG et de l'IgE aux récepteurs des leucocytes. Ils inhibent la production d'IL 1 par les monocytes-macrophages et celle d'IL 2 et d'interféron par les cellules T activées. Les corticoïdes inhibent ainsi les différentes étapes de la réponse immune: prolifération lymphocytaire T IL 1 -et IL 2-dépendante, cytotoxicité (T et NK) interféron et IL 2-dépendantes et présentation des antigènes à la surface des monocytes-macrophage. Ils n'ont guère d'effet sur la réponse anticorps chez l'homme. Les corticoïdes ont un effet lymphocytopéniant et monocytopéniant précoce (4 à 6 heures) et transitoire, par séquestration des lymphocytes et diminution de la sortie des monocytes de la moelle. Les éosinophiles et basophiles diminuent. L'hyperleucocytose neutrophile persistante résulte de la démargination des leucocytes à partir de l'endothélium et d'une libération accélérée des granulocytes de la moelle.

Ciclosporine (Sandimmun, Neoral)

Extraite du champignon *Tolypocladium inflatum,* la ciclosporine A représente

une nouvelle classe d'agents immunosuppresseurs [46]

Mode d'action :

La ciclosporine prolonge de manière dose-dépendante la survie des allogreffes

en inhibant spécifiquement la production d'IL2 par les Lymphocytes T CD4+

actifs et donc la génération de Lymphocytes T cytotoxiques IL2-dépendante,

mais non l'action des cellules T suppressives. Elle agit peu sur les

Lymphocytes B.

Autres médicaments immunosuppresseurs

- *Tacrolimus (FK 506) Prograff ®*

Ce macrolide, isolé de *Streptomyces tsukubaensis* au Japon en 1983, est une

molécule hydrophobe à puissante action immunosuppressive in vivo. In vitro, il

inhibe l'activation des lymphocytes T à des concentrations 10 a 100 fois plus

faibles que la ciclosporine. Son mode d'action apparait similaire à la

ciclosporine. Le FK 506, très mal absorbé avec une concentration maximale

obtenue entre 1 et 4 heures, a une demi-vie de 8,7 heures, une clairance élevée et

une large distribution. Le métabolisme repose sur le même CP 450 que la

ciclosporine. Les effets secondaires sont analogues à ceux de la ciclosporine.

Les complications infectieuses, neurologiques, rénales et lymphomateuses sont

plus fréquentes, avec un effet diabétogène notable; mais l'hypertension artérielle est moins marquée que sous ciclosporine. Le FK 506 administré par voie intraveineuse puis per os , est efficace en prophylaxie du rejet de greffe. L'administration de FK 506 permettrait de réduire le nombre de rejets corticorésistants et le rejet chronique.

Citons simplement quelques autres médicaments immunosuppresseurs :

- **Les sérums antilymphocytaires** : avec les globulines antilymphocytaires polyclonales, et les anticorps monoclonaux (dont l'OKT3 qui est un anti-CD3)

- **Les autres** : Mycophénolate mofétil (Cell Cept®), Bréquinar sodique, Rapamycine (Sirolimus®), Déoxyspergualine (15 DSG)

A noter que le Cell Cept® et le Prograff® sont de plus en plus utilisés actuellement, notamment dans les protocoles de greffes de reins .

IMMUNITE ET CANCER

Contrôle du développement tumoral par le système immunitaire

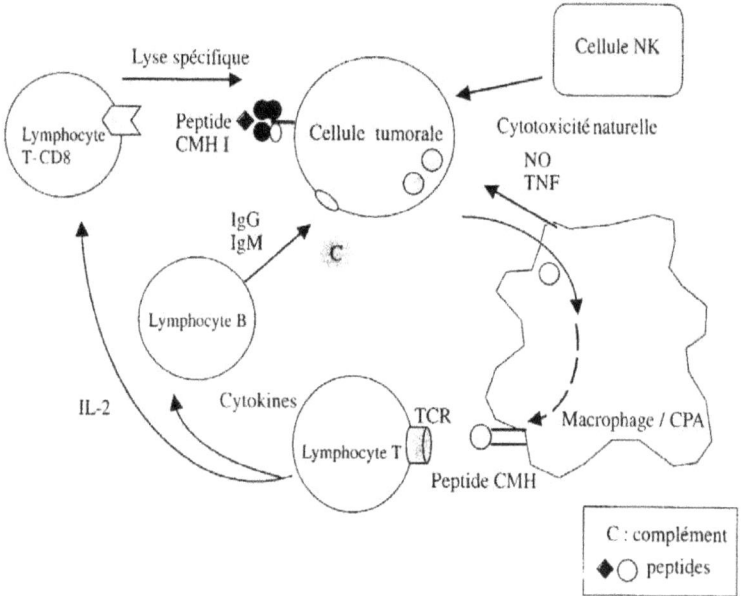

Figure 1 : Contrôle des cellules tumorales par le système immunitaire.

Les cellules dendritiques (CPA) participent au développement de la réponse immunitaire en activant des lymphocytes T (T CD4 et T CD8). Les cellules tumorales exposent des peptides associés à des molécules du CMH de classe I à leur surface. La reconnaissance de ces antigènes par des lymphocytes T CD8 spécifiques, entraîne leur lyse spécifique. Les macrophages, cellules spécialisées dans la phagocytose, possèdent également, comme les cellules NK, une capacité cytotoxique. Dans un contexte cytokinique favorable, des lymphocytes B peuvent sécréter des anticorps capables de reconnaître les cellules tumorales.

Caractéristiques des cellules tumorales

- **Les cellules tumorales** sont des cellules du soi qui ont acquis au cours de plusieurs transformations successives, un fonctionnement anormal. Cette transformation ou oncogénèse, est la conséquence de mutations génétiques, héréditaires ou provoquées par des facteurs exogènes (facteurs chimiques , physiques, viraux). Ces anomalies génétiques se traduisent par une surexpression d'oncogènes ou la faible expression d'antioncogènes .Ceci entraîne une division active de la cellule tumorale qui échappe aux mécanismes de contrôle du cycle cellulaire et notamment à l'induction de l'apoptose [52].

- Les oncogènes et antioncogènes sont des formes anormales de gènes qui codent pour des protéines intervenant aux différents niveaux de contrôle de la prolifération cellulaire: les récepteurs membranaires (erb B, sis), les protéines liant le GTP (H-ras, K – ras), l'activité de kinase (abl, src, p53) et les facteurs régulateurs de la transcription (myc, fos , jun, Rb).

- **Les oncogènes** sont des gènes altérés ayant un effet dominant, stimulateur hyperactif du processus tumoral. L'allèle normale est un proto-oncogène.

- **Les antioncogènes** (ou gènes suppresseurs de tumeur) sont des gènes récessifs, inhibiteurs du processus tumoral qui , s'ils sont altérés, perdent leurs effet «freinateur».

- **Les particularités métaboliques des cellules tumorales**: c'est la production ou l'utilisation de facteurs mitogènes (molécules de la famille des EGF, PDGF, insuline ou FGF).

- **Les particularités morphologiques des cellules tumorales**: c'est leur rapport nucléo-cytoplasmique qui est augmenté, la désorganisation du cytosquelette, la présence de mitochondries peu nombreuses, et tout ceci en rapport avec une activité métabolique intense.

- **Les particularités biochimiques des cellules tumorales**: C'est l'augmentation de l'activité glycolytique, le faible niveau de glycosylation, la faible expression des protéines d'adhérence à leur surface, et l'augmentation de sécrétion d'enzymes protéolytiques et de facteurs de prolifération des endothéliocytes. Tout ceci favorise la dissémination métastatique par franchissement des lames basales et l'angiogenèse tumorale (qui favorise l'apport de facteurs nutritifs à la cellule tumorale).

Antigènes de tumeurs chez l'homme

Il sont de plusieurs types :

- *antigènes spécifiques de tumeurs communs à différents types de cancer*

Ces antigènes résultent de l'expression d'un gène normalement présent dans le génome mais qui n'est pas présent dans les cellules normales . ex: le gène codant pour l'α-foetoproteine, exprimé chez le fœtus et ré exprimé dans plusieurs types de tumeurs , par réactivation transcriptionnelle.

- *antigènes de tumeur codés par des gènes amplifiés et surexprimés dans certaines cellules tumorales*

Par exemple   la protéine HER-2/neu est une protéine de la famille des récepteurs à l'EGF. Son gène HER-2 /neu est présent en une seule copie dans les cellules normales et amplifié dans les cellules tumorales. La protéine HER-2/neu, exprimés au cours du développement fœtal, est indétectable dans les tissus adultes sains, mais surexprimé dans 40% des cancers du sein et de l'ovaire

- *antigènes spécifiques de tumeurs résultants de mutations*

Par exemple   dans 50% des cancers du colon et 90% des adénocarcinomes pancréatiques, une mutation du gène « ras », code pour une protéine à forte activité antigénique .

- *antigènes spécifiques de tumeurs résultants de gènes viraux , ou codés par des gènes de fusion*

Certains virus jouent un rôle initiateur dans l'oncogenèse : ex : virus EBV dans le cancer du cavum. Des gènes viraux sont à l'origine de protéines cellulaires anormales et antigéniques.

- *antigènes associés aux tumeurs*

- -

Ces antigènes sont le produit de gènes de différenciation exprimés de façon limitée par les tissus sains et qui , du fait du nombre très important de cellules tumorales, sont très exprimés par les tissus cancereux. Ex: antigène prostatique (PSA), et antigène carcino-embryonnaire (ACE)

Reconnaissance spécifique de la cellule tumorale

Des Lymphocytes T spécifiques de tous les antigènes tumoraux ont pu être mis en évidence et caractérisés. La reconnaissance spécifique de la cellule tumorale est à l'origine d'une réponse immunitaire de type Th1 (faisant intervenir IFN-γ et IL-2) et générateur d'effets cytotoxiques.

Comme c'est le cas pour les autres cellules de l'organisme, les cellules tumorales exposent les peptides antigéniques par l'intermédiaire des molécules du CMH de classe I. C'est ainsi qu'elles sont reconnues par des lymphocytes spécifiques des antigènes tumoraux.

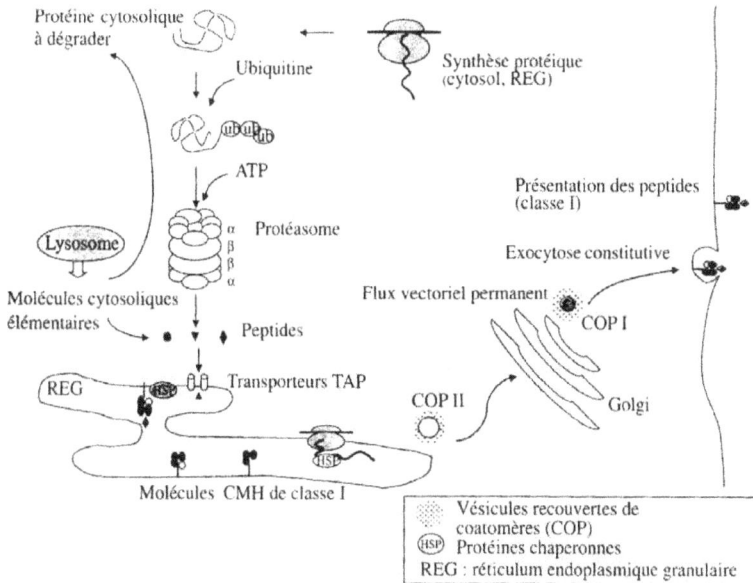

Figure 3   Adressage intracellulaire des antigènes endogènes pour une présentation membranaire.

Les protéines cytosoliques peuvent être dégradées par les protéasomes ou provenir de la dégradation lysosomique et être adressés à la surface cellulaire pour une présentation par des molécules de classe I du CMH.

La réponse immunitaire antitumorale

- *Rôle des cellules dendritiques*

  Bien que reconnues par les lymphocytes T spécifiques d'antigènes de tumeur, les cellules tumorales sont néanmoins des cellules du soi, dont la fonction présentatrice d'antigène est peu efficace. Le rôle des cellules présentatrices d'antigène «professionnelles» (CPA), que sont les cellules dendritiques et les macrophages, est essentiel pour initier une réponse immunitaire antitumorale. Les cellules dendritiques comme les macrophages sont douées d'une aptitude particulière à l'endocytose et à la phagocytose.

Une fois s'être chargées d'antigènes exogènes endocytés, dans les tissus périphériques, les cellules dendritiques migrent dans un ganglion de drainage pour initialiser la réponse cellulaire T. Dans le cas des cellules tumorales, les antigènes pourront provenir de lysats de fragments ou de corps apoptotiques.

- *Activation des lymphocytes T spécifiques de tumeurs (cf. figure 1)*

L'antigène présenté par les molécules de classe II ou de classe I est reconnu par un lymphocyte T spécifique de cet antigène respectivement T CD4 ou T CD8. Les lymphocytes T ne sont activés que si le premier signal (reconnaissance du peptide antigène) est accompagné par des signaux de costimulation (délivrés au lymphocyte T lors de l'interaction de récepteurs accessoires avec des ligands situés à la surface des cellules présentatrices d'antigène).

Les lymphocytes ainsi activés vont sécréter des cytokines, notamment IL-2 nécessaire à leur prolifération, ainsi que des médiateurs impliqués dans la coopération avec d'autres types cellulaires : macrophages et lymphocytes cytotoxiques .

Les lymphocytes T agiront sur leurs cellules cibles en utilisant différents mécanismes : cytotoxicité dépendante de la perforine et des granzymes qui entraînent la lyse cellulaire ; fixation de la lymphotoxine sur le récepteur au TNF, déclenchant un signal d'apoptose.

- *Rôle des cellules NK*

L'activité cytotoxique dirigée contre les cellules tumorales peut également être effectuée par des cellules NK (natural killer). Leurs fonction *natural killer* peut être définie comme une activité antitumorale et antivirale innée. Le contenu des granules des cellules NK, des sérines estérases et de la perforine, est libéré au contact de la cellule cible. Les cellules NK expriment des récepteurs pour le fragment Fc des immunoglobulines et peuvent exercer une activité cytotoxiques dépendant des anticorps .Cette activité confère aux cellules NK une puissante activité effectrice dans un contexte infectieux , mais son rôle dans les défenses antitumorales , où des anticorps reconnaissant les cellules tumorales existent , est peu étudié. Les cellules NK lysent des cellules cibles qui expriment peu ou pas les molécules d'histocompatibilté de classe I, ce qui n'est pas le cas des cellules normales de l'organisme .

Mécanismes d'échappement de la cellule tumorale

Il apparaît qu'au cours de l'histoire naturelle du développement tumoral in vivo, et malgré l'existence du potentiel d'immunosurveillance de l'organisme, la réponse immunitaire ne se développe pas de façon efficace. On comprend donc aisément que l'immunosuppression engendrée par les différents traitements anti-rejets dans le cas des greffes d'organe, favorise encore plus l'émergence de cancer par non destruction des cellules tumorales.

La croissance de la tumeur en dépit de son antigénicité n'est pas totalement élucidé, mais quelques mécanismes d'échappement au contrôle par le système immunitaire peuvent être expliqués:

- -

Défaut d'induction d'une réponse immunitaire:

Malgré la présence d'antigènes tumoraux, les cellules tumorales sont souvent caractérisées par leur faible immunogénicité. Ceci s'explique par différents phénomènes:

☞ La faible densité de peptides à leur surface qui n'atteignent pas le seuil suffisant pour transmettre un signal activateur au récepteur des lymphocytes T (TCR)

☞ L'absence de molécules de costimulation à leur surface

☞ Contrairement aux agents infectieux, les cellules tumorales, bien qu'elles puissent être dégradées en corps apoptotiques avant d'être prises en charge par les cellules phagocytaires, n'induisent pas de réaction inflammatoire, ce qui constituerait alors un signal activateur de la CPA. Dans ce cas, la présentation des antigènes tumoraux, assimilés à des peptides du soi, est réalisée par des cellules présentatrices inductrices de tolérance (**figure 5**). On observe alors une tolérance périphérique à l'encontre des cellules néoplasiques, par les lymphocytes T rendus anergiques.

☞ Les cellules tumorales peuvent aussi être dépourvues de molécules d'adhérence aux lymphocytes

☞ Elles peuvent également exprimer des molécules antiadhésives telles que les mucines .

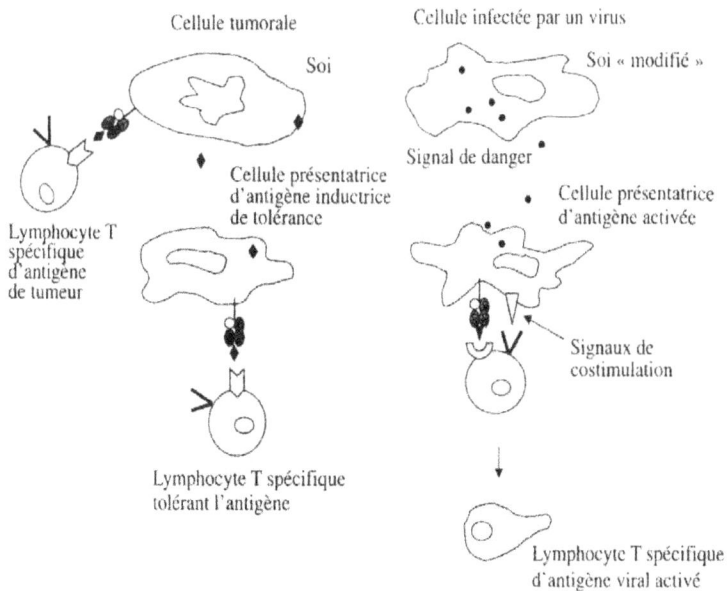

Figure 5 Réponses immunitaires contre le soi ou le non-soi.

Les cellules tumorales (appartenant au soi) peuvent échapper à la reconnaissance immunitaire. Contrairement aux cellules infectées par un virus (qui seront reconnues comme étrangères), elles n'émettent pas les signaux de danger nécessaires à l'activation des réponses immunitaires. D'après Pardoll DM, *Nature Medicine*, 1998, **4**, 525-531.

Facteurs suppresseurs et adaptation de la cellule tumorale

Un autre phénomène s'oppose à ce que les lymphocytes spécifiques puissent mettre en place des mécanismes de défense contre les cellules tumorales: il s'agit de la sécrétion locale de facteurs suppresseurs: des cytokines inhibitrices de réponse immunitaire, produites par les cellules tumorales et par le stroma tumoral (TGFβ, IL-10, PGE 2).

De plus, des expériences récentes montrent que les cellules tumorales peuvent s'adapter aux défenses immunitaires , en particulier des cellules résistantes à la lyse peuvent progressivement se trouver sélectionnées au sein des cellules tumorales   .

ETATS D' IMMUNODEPRESSION ET CANCERS

Les personnes immunodéprimées sont susceptibles de développer non seulement des infections, mais aussi des cancers. Cette relation entre immunosuppression et apparition de cancers, a été suspectée depuis longtemps, à partir d'observations et de travaux expérimentaux sur les animaux. Une importante somme de données a été collectée aux Etats-Unis depuis les années 70, avec les registres suivants : «Cancers apparaissant chez les personnes atteints d'immunodéficience congénitale» (registre de Minneapolis) et «Cancers apparaissant après transplantation d'organe » (registres de Denver et Cincinnati).

Les cancers qui se développent sur terrain immunodéprimé, possèdent des caractéristiques communes aux infections opportunistes. Comme elles, ces tumeurs sont plus fréquentes (en 1975, Penn [3] estimait déjà l'incidence des cancers *de novo*, après transplantation d'organe sous traitement immunosuppresseur, à 5 à 6 % soit environ 100 fois l'incidence au même âge pour la population générale), plus agressives, avec un mode de dissémination plus rapide, une résistance aux traitements, des rechutes plus fréquentes et une survie diminuée.

Cependant tous les types de tumeurs n'apparaissent pas avec une fréquence équivalente chez les personnes immunodéprimées. Il semblerait que certains types de tumeurs apparaissent plus tôt que d'autres dans l'évolution de l'immunodéficience. D'autre part il existe différents types d'immunodéficience, réparties en deux grandes catégories: immunodéficience congénitale et immunodéficience acquise.

Cancer et immunodépression congénitale

Selon le type de cellule immunitaire affectée, l'immunodéficience congénitale est globalement divisée en 2 grands types: lymphocyte T ou type cellulaire et lymphocyte B ou type humoral. L'atteinte des lymphocytes B, avec déficit en anticorps, est le plus fréquent (50% des immunodéficiences congénitales). L'atteinte des lymphocytes T représente 40%, l'atteinte du système phagocytaire 6% et l'atteinte du complément 4%.[18]

L'immunodéficience combinée (type T et B) ou agammaglobulinémie de type Suisse

C'est la forme la plus sévère d'immunodéficience congénitale. Chez les enfants qui en sont atteints et malgré leur faible espérance de vie (2 ans), différents cancers sont constatés avec une majorité de lymphomes non- Hodgkiniens (rares chez les enfants immunocompétents).

L'agammaglobulinémie liée à l'X, maladie de Bruton

Environ 6% des garçons porteurs de cette anomalie récessive liée à l'X, développent des tumeurs, leucémies et lymphomes .

Dysgammaglobulinémies

La diminution partielle ou totale d'immunoglobulines, par exemple en cas de déficit en IgA, peut entraîner des adénocarcinomes de l'estomac, des poumons, du colon ainsi que des leucémies et des lymphomes.

Syndrome de Wiskott-Aldrich

Il se caractérise par une hypoplasie thymique et un déficit en lymphocytes T intra ganglionnaires. L'espérance de vie est d'environ 10 ans, et l'association à une tumeur maligne est estimée à 10% (essentiellement lymphomes gastro-intestinaux et cérébraux).

Ataxie télangiectasie

Elle associe : ataxie cérébelleuse, télangiectasies muqueuses et cutanées et infections récurrentes sinusiennes et pulmonaires. Il s'agit d'une immunodéficience touchant les lymphocytes T et B. Les tumeurs les plus fréquemment associées sont : lymphomes (50%) gliomes et carcinomes.

Syndrome lymphoprolifératif lié à l'X

Il s'agit d'un déficit congénital en lymphocytes T provoquant une incapacité de contrôle des lymphocyte B infectés par le virus EBV. Cette immunodéficience entraîne des lymphomes et des mononucléoses infectieuses sévères.

Cancer et immunodépression acquise

Immunodépression après transplantation d'organe

Le risque de développer un cancer après greffe est de 5 à 6 %, 100 fois plus élevé que dans la population générale. Avant la greffe, certains candidats ont eux-mêmes un risque accru de cancer, tel l'insuffisant rénal chronique chez qui la fréquence des tumeurs malignes est 7 fois plus élevée que dans la population générale; de plus, l'effet leucémogène des alkylants (cyclophosphamide, Endoxan®) et cancérigène de l'irradiation corporelle totale est bien démontré. Après greffe, l'immunosuppression augmente le risque lié à l'oncogenèse virale, avec des différences selon les substances utilisées; plus accessoirement, la surveillance médicale intensive concourt à l'augmentation apparente de l'incidence des cancers.

Chez les transplantés d'organe, certaines tumeurs malignes se développent préférentiellement. Par rapport à la population générale, le risque relatif de lymphome est multiplié par 30 à 50, de cancer cutané par 4 à 20, de cancer du col utérin par 14, de cancer ano-génital par 100, de sarcome de Kaposi par 400, de cancer des voies urinaires par 6, de mélanome par 5 à 10, de leucémies par 4. Après greffe de moelle, le risque de tumeurs malignes secondaires à 10 ans est de 10% : il s'agit essentiellement de lymphomes non Hodgkiniens, de leucémies, de glioblastomes et de tumeurs solides variées. Si ces chiffres sont impressionnants, leur nombre absolu après greffe reste faible, car il s'agit de tumeurs peu fréquentes dans la population générale, hormis les cancers cutanés, d'excellent pronostic. Bien que réel, le risque tumoral n'intervient donc qu'en faible proportion dans la mortalité des patients [53].

Données épidémiologiques

L'épidémiologie des tumeurs malignes après transplantation d'organe est plus ou moins bien connue selon les pays: aux ÉtatsUnis, les registres de Denver et de Cincinnati colligent les données depuis l968, et en Europe le registre collaboratif d'Opeltz centralise les informations. Après greffe de moelle osseuse, un registre européen des cancers secondaires collige toutes les données.

Cancers préexistants

Le bilan prégreffe écarte les candidats porteurs d'une tumeur maligne. La transplantation d'un organe issu d'un donneur porteur d'un cancer est contre-indiquée, sauf en cas de carcinome cutané de bas grade ou du système nerveux central.

Cancers de novo

La majorité des tumeurs malignes après greffe apparaît de novo. Elles sont parfois multiples (6,4% des cas du registre de Cincinnati). L'incidence et la répartition des types tumoraux varient fortement selon les pays, l'immunosuppression utilisée et la durée du suivi, plus faiblement selon la nature de l'organe transplanté. Sous immunosuppression conventionnelle, l'incidence des tumeurs après transplantation d'organe variait de 1,6 à 24% selon les études.

Aux posologies actuelles de ciclosporine, le risque global de cancer secondaire,

de 1,3%, semble plus faible. Par contre, le délai d'apparition des tumeurs est plus

court sous ciclosporine (26 mois en moyenne) que sous traitement conventionnel

(68 mois) et l'utilisation plus récente des anticorps monoclonaux augmente le

risque d'apparition des lymphomes.

Données cliniques

Syndromes lymphoprolifératifs

Il s'agit dans l'immense majorité des cas de **lymphomes non Hodgkiniens** de

phénotype B, originaires du receveur et associés à l'EBV. Ces syndromes

lymphoprolifératifs peuvent être classés en 3 types.

- **L'hyperplasie B diffuse polymorphe**, avec un tableau clinique
  ressemblant à celui d'une mononucléose, caractérisé par le
  polymorphisme cytologique, la polyclonalité, l'absence d'anomalie
  cytogénétique et de réarrangement des gènes des Ig (immunoglobulines).

- **Le lymphome B diffus polymorphe**, caractérisé par le polymorphisme
  cytologique, la polyclonalité, mais avec présence d'un réarrangement des
  gènes d'Ig dans une population cellulaire minoritaire.

- **Le lymphome B monoclonal**, caractérisé par un clone majoritaire ayant un réarrangement des gènes d'Ig et des anomalies cytogénétiques. Cytologiquement, ce lymphome est rarement monomorphe à grandes cellules, ou beaucoup plus souvent polymorphe avec un contingent de cellules plasmocytoïdes. Cliniquement, il existe des masses tumorales.

D'après les données du registre de Cincinnati, la présentation de ces lymphomes diffère selon l'immunosuppression: le délai moyen d'apparition est de 8,5 mois sous ciclosporine contre 41 mois sous traitement conventionnel; la fréquence des formes extra-ganglionnaires est de 59% sous ciclosporine (proche de celle de la population générale) contre 78% sous traitement conventionnel. Les lymphomes du système nerveux central (2% versus 42%) et les formes localisées (39% versus 54%) sont beaucoup moins fréquents sous ciclosporine que sous traitement conventionnel. Dans une étude récente chez 45140 transplantés rénaux et 7630 transplantés cardiaques, 317 lymphomes ont été recensés, principalement durant la première année après transplantation. L'incidence des lymphomes durant cette première année est directement conditionnée par la lourdeur de l'immunosuppression, avec une fréquence plus élevée chez les transplantés cardiaques en Amérique du Nord (Risque Relatif : RR=3) comparés aux transplantés cardiaques européens (RR = 2,12), en cas d'utilisation de sérum antilymphocytaire ou d'OKT3 (RR=1,8) et lors de l'association ciclosporine-azathioprine (RR = 1,47). Après la première année, le risque de lymphome est plus élevé chez les transplantés cardiaques (RR = 7,68) et chez les transplantés de plus de 50 ans (RR = 1,87).

La fréquence des syndromes lymphoprolifératifs est analogue chez les greffés de moelle pour hémopathie maligne et pour aplasie, avec une apparition très précoce, en règle dans les 6 premiers mois post greffe. Tous les intermédiaires entre hyperplasie B diffuse polymorphe et lymphome B monoclonal, le plus souvent associés à l'EBV, sont observés, mais d'autres formes ont été décrites : lymphadénopathie angio-immunoblastique, lymphome B lymphoblastique, lymphome T et maladie de Hodgkin.

Cancers cutanés

Les cancers de la peau et des lèvres sont les plus fréquents après transplantation d'organe (39% dans le registre de Denver). Dans une étude rétrospective sur 20 ans, portant sur 6297 transplantés rénaux, Hoover et Fraumenti [54] ont montré que l'incidence des cancers cutanés et des lèvres était 4,2 fois supérieure à l'incidence dans la population générale.

Cette fréquence n'est pas augmentée chez les greffés de moelle osseuse soumis à une immunosuppression transitoire. Le cancer des lèvres survient chez 8% des transplantés rénaux [9], avec un délai moyen d'apparition de 5,3ans (registre de Denver) et est associé une fois sur deux à un cancer cutané. Les cancers cutanés surviennent essentiellement dans les régions exposées au soleil, et leur risque cumulatif augmente avec le temps de survie du transplant, passant de 10% après

10 ans, à 40% après 20 ans en zone de faible exposition solaire , et de 3% après

1 an, à 44% à 9 ans en zone de forte exposition solaire[55]. Ces cancers

surviennent en moyenne 7 à 9 ans après la transplantation et 20 à 30 ans plus tôt

que chez des sujets non transplantés. L'exposition aux radiations solaires,

carcinogène connu dans les cancers cutanés, augmenterait de 16 à 36 fois

l'incidence des cancers cutanés chez les patients immunodéprimés[32].

Contrairement à la population générale, les carcinomes spinocellulaires sont plus

fréquents que les basocellulaires: Cooper montre en 2002 [56] dans une étude

sur 102 lésions cutanées cancéreuses chez les greffés rénaux, que le diagnostic

de carcinome épidermoïde était de 48.7% (sensibilité 90.5%, spécificité 75.3%)

et celui de carcinome basocellulaire de 40.0% (sensibilité 66.6%, spécificité

85.6%). Les carcinomes spinocellulaires sont souvent multiples, de manière

simultanée ou séquentielle, également plus agressifs, avec 17 % de récidive

locale et 12 % d'atteinte ganglionnaire. En Australie, l'incidence des mélanomes

est multipliée par 5 après transplantation d'organe.

Cancers ano-génitaux et cervicaux

Les cancers ano-génitaux sont des carcinomes Malpighiens, rares dans la

population générale comme après greffe de moelle osseuse. Leur incidence est

multipliée par 100 après transplantation d'organe. Il s'agit de carcinomes

épidermoïdes de l'anus et de la région périanale, de l'urètre, du pénis, de la vulve

ou du vagin. Ils représentent 3 % des tumeurs du registre de Cincinnati et sont plus fréquents chez les femmes (75%), où un tiers des lésions sont des carcinomes in situ à la différence de ce que l'on observe chez l'homme. Ils surviennent tardivement (88 mois en moyenne) et sont souvent multiples et/ou associés à des cancers cutanés et du col utérin. Les antécédents de condylomes acuminés ou d'infection herpétique génitale sont fréquents.

L'incidence des carcinomes in situ du col utérin est multipliée par l4 après transplantation d'organe. Ils représentent 78% des néoplasies cervicales et l5% des tumeurs observées dans le registre de Cincinnati. Leur délai d'apparition est en moyenne de 58 mois. Ils sont étroitement associés avec les HPV de type l6 et l8, mais les infections, en particulier à Herpès ou à Chlamydia, et le tabagisme sont des cofacteurs importants.

Autres cancers

- **L'incidence de la maladie de Kaposi**, dont l'étiopathogénie exacte reste méconnue, est notablement augmentée après transplantation d'organe. Par contre, aucune observation n'a été rapportée après greffe de moelle osseuse. La maladie de Kaposi après transplantation est plus fréquente chez les patients d'origine juive d'Europe centrale, du pourtour du Bassin méditerranéen et chez les Noirs africains, avec une prédominance masculine quasi exclusive. Parmi les 7923 transplantés rénaux, cardiaques et hépatiques d'Ile-de-France de l968 à l990, 4l patients ont développé une maladie de Kaposi. La fréquence du Kaposi apparaît plus élevée après transplantation hépatique, (1,42%) qu'après transplantations rénale (0,45%) et cardiaque (0,41%). Sous ciclosporine, l'incidence du Kaposi augmente, son apparition est plus précoce en règle au cours de la première année et son évolution plus sévère. L'évolution de la maladie est fonction de l'extension des lésions lors du diagnostic et des possibilités de réduire l'immunosuppression. Les formes viscérales (stade 3,4) sont les plus graves ; les formes cutanées (stade 1,2) plus fréquentes après transplantation rénale (62-75% des cas) qu'après transplantations hépatique (44% des cas) et cardiaque (50% des cas), évoluent vers la rémission dans 52% des cas. Le décès est plus souvent lié aux complications secondaires à la chimiothérapie (infections, hémorragies digestives) qu'à la masse tumorale elle-même. Le traitement n'est pas encore codifié : après transplantation rénale, la survie du malade au prix du retour en dialyse doit être préférée à la mise en jeu du pronostic vital par maintien de l'immunosuppression. Après transplantation cardiaque ou hépatique, il est difficile de réduire l'immunosuppression du fait du risque de rejet fatal, et la chimiothérapie par voie générale aux stades 3-4 (vincristine, bléomycine, actinamycine + adriamycine ou dacarbazine) favorise les infections sévères associées.

- **Les leucémies aiguës et syndromes myélodysplasiques** ont une incidence discrètement augmentée (0,1% à 0,8%) chez les transplantés d'organe par rapport à la population générale. La grande majorité sont des leucémies myéloïdes aiguës ou chroniques. Un des facteurs incriminés est l'utilisation prolongée d'azathioprine (Imurel®). Après greffe de moelle, le développement d'une nouvelle leucémie, d'un type différent de la leucémie initiale, est rare, comparé au risque de récidive de l'hémopathie première. Le nombre de cas est trop faible pour supporter la théorie d'un effet leucémogène des cellules greffées à partir du donneur.

- **Les carcinomes hépato-biliaires** ont une incidence fortement augmentée chez les patients transplantés porteurs de l'antigène HBs.

- **Tous les autres cancers**, à l'exception notable des cancers mammaires et prostatiques, ont une fréquence légèrement accrue, et comme certains d'entre eux sont par ailleurs déjà très fréquents dans la population générale (cancer colique et bronchique), leur survenue est possible chez un greffé d'organe ou de moelle et pose essentiellement des problèmes thérapeutiques.

Cancers et SIDA

Actuellement , on estime qu'environ 40% de tous les patients atteints de SIDA, développeront une tumeur maligne au cours d'évolution de leur infection par HIV .

De nombreux cas de cancers ont étés rapportés chez les personnes HIV+ ou atteintes de SIDA, cependant , les études portant sur des séries de patients n'ont montré une augmentation significative d'incidence que pour certains types de cancers: sarcome de Kaposi, lymphomes non–Hodgkiniens, maladie de Hodgkin, leiomyosarcome chez l'enfant et cancer du col utérin [57].

SIDA et Sarcome de Kaposi

Le Sarcome de Kaposi est une tumeur maligne due à une prolifération de cellules endothéliales et de fibroblastes . [58]

Un lien entre immunodépression et sarcome de Kaposi (SK) a été suggéré par l'apparition de sarcome de Kaposi chez environ 0,4% des patients greffés rénaux, alors que l'incidence pour la population générale est 150 à 200 fois moins élevée.

Il s'agit de la première manifestation de la maladie SIDA chez près de 20% des patients .

L'épidémiologie du SK, prédominant chez les patients   atteints de SIDA et particulièrement les   homosexuels, suggère que l'agent causal serait un virus transmis principalement par les rapports sexuels . Plusieurs virus ont été incriminés dont le CMV et surtout HHV- 8 qui est actuellement le virus mis en cause de manière catégorique.

Le SK peut atteindre   la peau, les muqueuses, les ganglions et les organes internes.

Les lésions cutanées représentent le signe de découverte le plus fréquent. Celles-ci sont généralement des macules, papules ou nodules de 1mm à 2 ou 3 cm de diamètre, rouge-rosé ou bleu-pourpre. Elles peuvent être uniques ou multiples, limitées ou diffuses.

Des lésions peuvent être retrouvées au niveau de la bouche, des amygdales, du pharynx, de l'œsophage, de l'estomac, de l' intestin, du colon, du rectum, et de l'anus. L'atteinte gastro intestinale peut provoquer occlusion et hémorragie. Les poumons peuvent aussi être atteints avec un mauvais pronostic .Pour les lésions limitées, le traitement est soit la radiothérapie soit la chimiothérapie intra lésionnelle. Pour les formes diffuses la mono - chimiothérapie systémique est utilisée. Environ 60% des patients sont en vie à 1 an avec une survie moyenne de 2 ans et moins de 10% des patients survivants à 5 ans. L'incidence a récemment diminuée (10% des cas de SIDA).

Lymphomes et SIDA

Les lymphomes malins non Hodgkiniens, essentiellement de type B, sont observés chez 5 à 10% des patients et sont la première manifestation de la maladie chez 5% d'entre eux (BEH 1996). Le risque est multiplié par 60 à 100 par rapport à la population générale (Béral 1991). Au cours de l'infection HIV, les lymphomes sont caractérisés par leur localisation extra-ganglionnaire, la fréquence des lymphomes cérébraux primitifs, leur haut grade de malignité et la nature B de leur prolifération tumorale (90%). Ils répondent moins bien à la chimiothérapie (du fait de leur agressivité et du déficit immunitaire sous-jacent).

- -

Le virus EBV aurait un rôle co- carcinogène important, puisque détecté par PCR dans 66% des LMNH du SIDA.

Les localisations ORL sont : le plus fréquemment la cavité buccale (5%) puis, les glandes salivaires, la région péri orbitaire, les fosses nasales, le cavum, et le larynx.

Le diagnostic histologique met le plus souvent en évidence un lymphome à grandes cellules, un lymphome immunoblastique, ou un lymphome de Burkitt.

Le traitement repose sur la radiothérapie externe, pour les formes localisées et sur la poly chimiothérapie.

A noter que les lymphomes Hodgkiniens, bien que moins fréquents que les LMNH , se rencontrent aussi au cours du SIDA . Ils se caractérisent par une localisation viscérale fréquente, et une évolution clinique souvent défavorable . EBV est quasiment toujours isolé dans les cellules de Sternberg.

Carcinomes épidermoïdes et SIDA

L'augmentation de l'incidence des carcinomes épidermoïdes au cours du SIDA est controversée. Quelques cas sporadiques ont été publiés, mais il n'a pas été rapporté de carcinomes oropharyngés dans de grandes séries publiées (Mofardini 1989, Biggar 1991)

Cependant on peut citer l'étude de Barry et coll. parue en 1999, effectuée auprès de 44 services d'ORL et de chirurgie maxillofaciale, [59] et qui montraient sur une série de 21 patients atteints de carcinomes épidermoïdes de la sphère ORL

- -

et simultanément infectés par le virus HIV, un pourcentage élevé de jeunes patients, sans, ou avec peu de facteurs de risque (alcool, tabac). Ceci suggérait que la survenue de carcinomes épidermoïdes de la sphère ORL peut être favorisée par l'infection par le HIV sans que le mécanisme (immunodépression ou cofacteur indéterminé) soit clairement établi .

Autres états d'immunodépression acquise

Au cours des maladies auto-immunes

Maladie de Gougerot-Sjögren, polyarthrite rhumatoïde, sclérodermie, dermatomyosite, lupus érythémateux disséminé, etc.. Dans toutes ces maladies auto-immunes, la fréquence des tumeurs malignes est due à une activation des cellules lymphoïdes, une hyper production d'anticorps, et un dérèglement du système immunitaire. Des études récentes ont confirmé l'augmentation du risque de lymphomes, leucémies et myélomes dans les maladies de Gougerot-Sjögren et dans la polyarthrite rhumatoïde.

Après thérapies immunosuppressives

La radiothérapie et la chimiothérapie sont des traitements utilisés pour de nombreux cancers, mais paradoxalement, ils ont un effet carcinogène certain, objectivé par de nombreuses études. Cependant, dans l'apparition de ces cancers, il est difficile de déterminer le rôle joué par l'effet carcinogène direct des radiations et des drogues utilisées en chimiothérapie, et le rôle joué par l'immunosuppression engendrée par la radiothérapie et la chimiothérapie.

- -

- **L'irradiation corporelle totale**

Pratiquée pour les greffes de moelle, elle a un effet carcinogène certain :
En effet, en plus de problèmes oculaires (cataracte, œil sec) , de problèmes de croissance et de développement psychomoteur (insuffisance en GH), on retrouve dans les effets secondaires liés à l'irradiation corporelle totale, des problèmes thyroïdiens avec une hypothyroïdie et des cancers thyroïdiens (carcinome papillaire, carcinome vésiculaire [60]), des problèmes ORL avec des troubles dentaires et des cancers de la cavité buccale et des *VADS* [61].

- **Les agents alkylants**

Cyclophosphamide (Endoxan ®), busulfan etc... sont, du fait de leur toxicité médullaire , pourvoyeurs de leucémies aiguës .

le rôle des co-carcinogènes viraux

La plupart des tumeurs observées chez les transplantés sont associées non fortuitement à des infections virales, et de manière assez spécifique selon le type de tumeur observée: virus d'Epstein-Barr pour les syndromes lymphoprolifératifs, Papillomavirus pour les cancers cutanés et ano-génitaux, virus de l'hépatite B pour les hépatocarcinomes. De même pour les patients atteints de SIDA, HHV-8 a été directement mis en cause dans l'apparition de sarcomes de Kaposi. Ces virus jouent un rôle dans la carcinogenèse observée, même si les mécanismes précis restent encore inconnus chez l'homme.

EBV : Virus d'Epstein-Barr

Une forte association entre infection à EBV et lymphomes postgreffe est démontrée par les données sérologiques, la présence d'antigènes viraux et la mise en évidence du génome EBV dans les cellules tumorales. La séquence des événements intervenant dans le développement des lymphomes après transplantation peut être comparée à celle du lymphome de Burkitt africain, avec 2 étapes proposées pour la carcinogenèse: une phase initiale de prolifération polyclonale des lymphocytes B infectés par EBV de façon latente; puis une sélection clonale secondaire à des altérations génomiques spécifiques , représentées par une translocation réciproque spécifique entre les gènes codant pour les immunoglobulines et le gène du proto-oncogène c-myc, entraînant sa dysrégulation et par un mécanisme encore inconnu à une prolifération. Les lymphomes post-greffe sont aussi de type B, mais non de type Burkitt. Dans ce cas, la phase de prolifération polyclonale est favorisée par l'immunosuppression des lymphocytes T. Par contre, le passage d'une prolifération polyclonale à une prolifération monoclonale, n'est pas lié à une altération de c-myc dans la plupart des cas. L'expression de certains antigènes (nuclear protein et latent membrane protein) est fortement augmentée dans ces lymphomes, alors qu'elle est inhibée dans les lymphomes de Burkitt. Ces antigènes viraux sont la cible de la réponse immunitaire T; leur présence dans les cellules tumorales est un indice de sensibilité à la destruction immunitaire, et donc au rôle thérapeutique possible de la diminution, voire de l'arrêt de l'immunosuppression T. La ciclosporine pourrait favoriser la prolifération des cellules B infectées par l'EBV en augmentant l'expression du gène de l'interleukine 6 (IL-6).

HPV : *Papillomavirus humains*

Il existe plus de 60 types d'HPV impliqués dans des pathologies aussi variées que les verrues, les condylomes acuminés, l'épidermodysplasie verruciforme, les cancers cutanés, les dysplasies et cancers cervicaux et ano-génitaux. Après transplantation rénale, l'ADN viral des HPV 5 et 8 est retrouvé dans 60% des cancers cutanés, l'ADN de HPV l6 dans 86% des dysplasies et cancers du col utérin. Les données in vitro, principalement sur des lignées de cancers cervicaux, ont permis d'établir que 2 protéines codées par le génome viral (E6 et E7), interagissaient avec 2 protéines cellulaires majeures, codées par le gène p53 et le gène du rétinoblastome, tous deux de la famille des anti-oncogènes. Cette interaction entraîne l'inhibition de ces protéines et lève donc l'inhibition de la croissance et de la prolifération cellulaire. Cependant, d'autres facteurs interviennent dans cette carcinogenèse, comme le rayonnement ultraviolet pour les cancers cutanés, les infections herpétiques et le tabac pour les cancers du col utérin.

Par ailleurs, Bradford [12], rapporte 3 cas de carcinomes épidermoïdes des *VADS*, (un larynx et deux langues) apparus chez des patients greffés (rein, moelle, et cœur) et dont l'étude histologique des tumeurs révèle des caractéristiques particulières à l'infection par HPV (koïlocytose, hyper kératose et para kératose).

HBV : Virus de l'hépatite B

Chez les transplantés rénaux porteurs de l'antigène HBs, l'évolution vers l'hépatite chronique active ou la cirrhose avec décès par hépatome est nettement plus fréquente que chez des témoins hémodialysés porteurs chroniques de l'HBV. Les mécanismes de l'hépatocarcinogenèse liée à l'HBV restent encore inconnus, de même que le potentiel des autres virus générateurs d'hépatite.

HHV-8 : Virus de l'Herpès Humain 8

Découvert en 1994 aux Etats Unis, apparenté au virus de l'Herpès et retrouvé par PCR dans les lésions de sarcomes de Kaposi de patients de nombreux pays , il a donc été incriminé dans l'apparition des SK chez les patients atteints de SIDA . Ce virus aussi appelé KSHV (Kaposi Sarcoma associated Herpes Virus) a aussi été détecté dans les monocytes sanguins circulants de patients atteints de SK, et parfois même avant l'apparition du SK. Ce même virus qui est actuellement formellement reconnu comme le co-oncogène du SK, a aussi été identifié dans une forme très rare de lymphome du SIDA , lymphome localisé uniquement dans les cavités (sinus etc..).

MATERIEL ET METHODE

Notre travail est une étude rétrospective, de cohorte , portant sur un seul centre (Institut Gustave Roussy, Villejuif) en milieu urbain.

PRESENTATION DE NOTRE SERIE DE PATIENTS

Notre étude porte sur 16 patients, pris en charge (diagnostiqués, traités puis suivis à l'IGR), porteurs de cancers soit de la cavité buccale, de l'oropharynx, du larynx , ou de l'hypopharynx.

Ce travail porte sur une **durée** de **23 années** (entre la première date de diagnostic de cancer (Mai 1980) et la date de consultation la plus récente (Mai 2003)).

- -

SELECTION DES PATIENTS, CRITERES D'INCLUSION ET
D'EXCLUSION :

Sélection des patients :

Les patients sélectionnés pour notre étude ont tous étés vus en consultation par

un médecin senior de l'IGR, qui leur a fait un bilan clinique, pan endoscopique ,

radiologique et histologique par biopsie. Tous ont ensuite été traités et suivis à

l'IGR. Malheureusement, il n'y a pas , à l'IGR, de codification «malade greffé

ou transplanté», dans les listings officiels, ce qui ne permet pas d'être exhaustif .

Notre série de 16 malades, ne comporte donc pas, et de loin, l'ensemble des

malades greffés atteints de carcinome épidermoïde des *VADS* .

Critères d'inclusion :

Les critères d'inclusion de notre étude étaient les suivants :

- Patients, sans limite d'age, ayant subit au moins une greffe d'organe
  solide ou de moelle osseuse, et ayant donc reçu par la suite un
  traitement immunosuppresseur (irradiation corporelle ou médicaments
  immunosuppresseurs) .

- Patients ayant développé un carcinome épidermoïde des *VADS* (nous
  n'avons retenu , pour des raisons d'uniformité et de cohérence dans la
  présentation et l'analyse des résultats , que les cancers de la cavité

buccale, de l'oropharynx, du larynx et de l'hypopharynx) apparu chronologiquement après la greffe, alors qu'ils étaient ou qu'ils avaient été sous traitement immunosuppresseur.

Critères d'exclusion :

- Ont étés exclus de notre étude les patients ayant développé un ou plusieurs cancers cutanés, cancers des lèvres, ou des métastases ORL de cancers cutanés (ex. un cas de métastase de cancer cutané dans la parotide). A été aussi exclu un patient porteur d'un carcinome épidermoïde cutané du seuil narinaire.

- Ont été exclus les patients ayant développé un cancer ORL mais avant la greffe (un cas de cylindrome des fosses nasales avec métastase hépatique ayant entraîné une greffe de foie, qui a ensuite été recolonisée par le cylindrome, et un cas de cancer de la face laryngée d'épiglotte développé et traitée 15 ans avant une greffe de rein, en rémission complète avec 21 ans de recul)

- Ont été exclus les patients perdus de vue pour le traitement ou le suivi (3 cas)

- Un patient a aussi été exclu car il présentait une métastase ganglionnaire, pour laquelle le primitif n'a jamais été formellement identifié.

LISTE DES PARAMETRES ETUDIES:

Pour ce qui est du terrain du patient greffé:

- L'âge au moment de la greffe et au moment du diagnostic de cancer, le sexe
- Durée du suivi après cancer
- Intoxication alcoolique (quantité, type) et tabagique (paquets/années), avec ou non poursuite de l' intoxication après la greffe
- Antécédents hépatiques et cardiovasculaires
- Autres cancers qu'ORL, avant ou après greffe
- Le type de greffe et l'indication de la greffe
- Délai d'apparition du cancer ORL après la greffe
- Type de traitement immunosuppresseur, doses, modifications après diagnostic du cancer
- Complications de greffe, rejet, GVH, réactions buccales
- Infection par HPV, EBV, HIV, HBV

Pour ce qui est du cancer ORL :

- symptômes révélateurs, délai de consultation ou d'évolution des symptômes avant le diagnostic
- état général au moment du diagnostic ,
- localisation, stade TNM,

- -

- éléments particuliers à l'imagerie, particularités histologiques, présence d'adénopathies , de métastases

- Evolution tumorale, ganglionnaire et métastatique

- Survie après cancer

- Survie après greffe

- Cause du décès

Pour le traitement du cancer :

- particularités de la décision thérapeutique, par rapport aux indications classiques

- type, durée et tolérance du traitement

- Traitement des récidives ou des progressions tumorales .

TESTS STATISTIQUES UTILISES

Courbe de survie selon la technique de Kaplan et Meier.

RESULTATS

L'AGE MOYEN AU MOMENT DU DIAGNOSTIC DE CANCER

L'âge moyen est de **41,6 ans**, avec des extrêmes allant de 10,1 ans à 66,9 ans.

- Groupe cavité buccale/oropharynx : 38,2 ans, allant de 10,1 ans à 59,2 ans

- Groupe larynx : 58,3 ans (66,9 ans et 49,8 ans)

- Hypopharynx : 52,6 ans

L'AGE MOYEN AU MOMENT DE LA GREFFE

L'âge moyen est de **34, 2 ans** avec des extrêmes allant de 4,6 à 60,8 ans

LA REPARTITION SELON LE SEXE

La répartition est de 4 femmes (**25%**) pour 12 hommes (**75%**) soit un **sexe ratio de 3/1.**

- Pour le groupe Cavité buccale / oropharynx : 10 hommes (**77%**) pour 3 femmes (**23%**)

- Pour le groupe larynx : 50% d'hommes

- Pour l'hypo pharynx : un homme

LA REPARTITION PAR TYPE DE GREFFE

La répartition est la suivante: 6 patients ont reçu une greffe de rein (**38%**), 5 patients une greffe de moelle osseuse (**31%**), 4 patients une greffe de foie (**25%**) et 1 patient une greffe de cœur (**6%**).

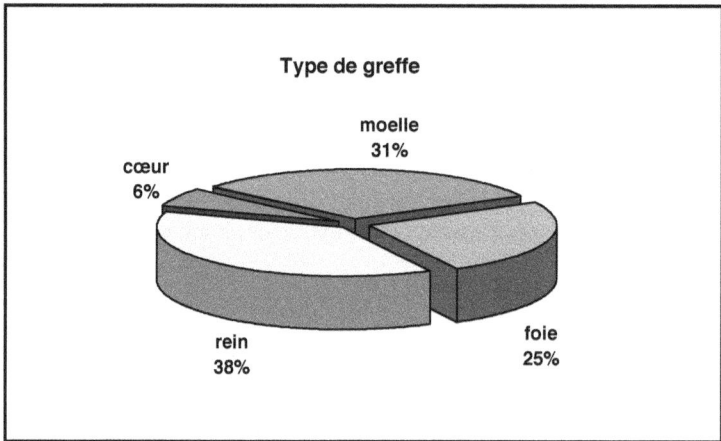

Type de greffe

moelle
31%

cœur
6%

rein
38%

foie
25%

LA REPARTITION SELON LE TRAITEMENT IMMUNOSUPPRESSEUR REÇU

Il est à noter que l'intégralité de l'évolution du traitement immunosuppresseur, de même que l'évolution des doses ou les changements de produit, n'ont pu être connus, du fait d'informations insuffisantes à ce sujet dans les dossiers.

Cependant nous avons pu tout de même dégager les points suivants:

☞ **Pour le groupe «greffe de rein»**, sur 6 patients: 3 patients ont au moins reçu l'association Imurel + ciclosporine + corticoïdes, 2 ont au moins reçu Imurel + corticoïde et un a au moins reçu ciclosporine + corticoïdes. Soit 100 % de ces patients ont reçu des corticoïdes, 83% de l'Imurel et 66% ont reçu de la ciclosporine.

☞ **Pour le groupe « greffe de moelle »**, sur 5 patients : 2 patients ont reçu une irradiation corporelle totale de 5 Gy sur une heure, tous les deux pour Maladie de Fanconi (un a reçu en plus de l'Endoxan), un a reçu un protocole de chimiothérapie (CHOP, endoxan, DHAP) plus radiothérapie pour un lymphome non Hodgkinien, un a reçu de l'Endoxan et un a reçu des corticoïdes .

☞ **Pour le groupe «greffe de foie»**, sur 4 patients : 2 patients ont reçu l'association Prograff + Imurel + corticoïdes (un a reçu en plus CellCept), un patient a reçu ciclosporine + corticoïdes et un a reçu du Prograff. Soit 75% des patients ont reçu du Prograff.

☞ **Pour le patient «greffe du cœur»**: il a reçu: imurel +corticoïdes + ciclosporine puis Néoral + Cellcept + corticoïdes.

- -

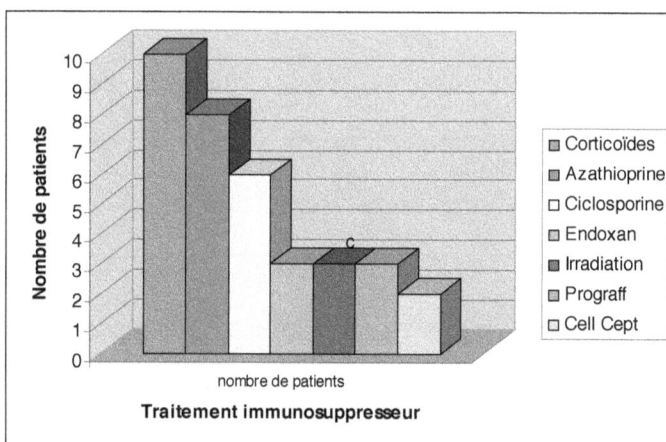

Traitement immunosuppresseur

LA REPARTITION PAR LOCALISATION DU CANCER.

- 13 patients avaient un cancer de la cavité buccale et/ou de l'oropharynx (**81%**): dont 7 patients (**54%** de ces 13 patients) ont un cancer de **langue**, 3 patients (**23%** des 13 patients) de l' oropharynx, un patient de la RBMI et un patient du plancher buccal .

- 2 patients avaient un cancer du larynx (**13%**) : deux plans glottiques :deux T1aN0M0 dont une toto corde et un 1/3 antérieur et commissure antérieure de corde vocale.

- enfin un patient était porteur d'un cancer de l'hypopharynx (T2N0M0 du sinus piriforme) (**6%**).

- -

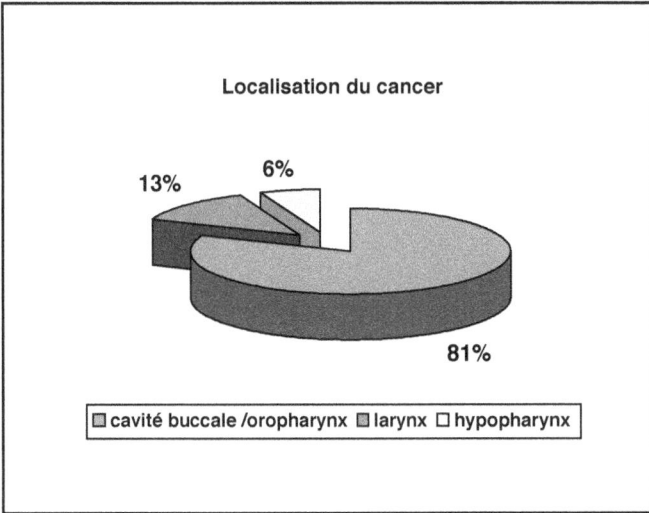

Localisation du cancer

cavité buccale /oropharynx   larynx   hypopharynx

LA REPARTITION SELON LE STADE TNM

La répartition au moment du diagnostic de cancer ORL:

- **T** : **T1**: 6 patients soit 37,5% ;**T2** : 7 patients soit 43,75%; **T3** : un patient soit 6,25%; **T4** : 2 patients soit 12,5%.

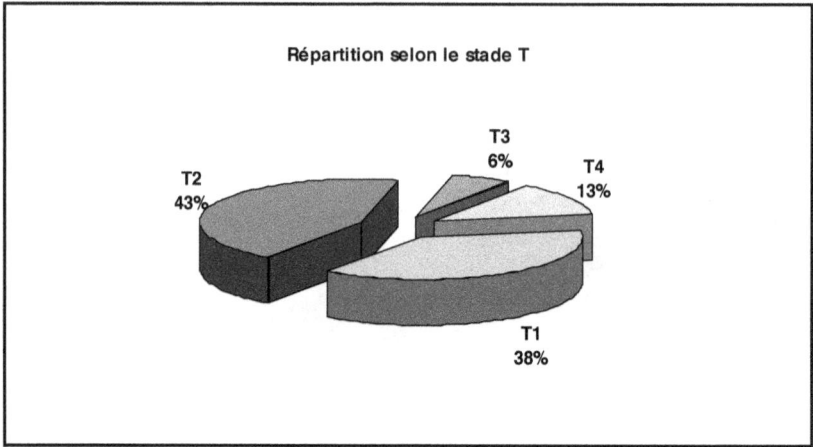

Répartition selon le stade T

- **N** : N0: 14 patients soit 87,5%; N1: 0 patient; N2: 2 patients dont un N2b et un N2c, soit 12,5%; N3 : 0 patient.

- **M** : M0 pour les 16 patients.

- **Stades précoces (T1,T2,N0,N1)**: 12 patients soit 75%.

- **Stades avancés (T3, T4, N2,N3)**: 4 patients soit 25%.

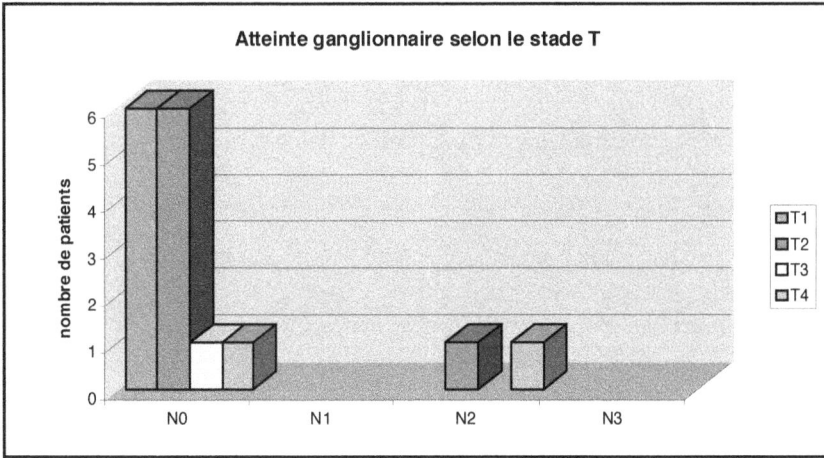

Atteinte ganglionnaire selon le stade T

L'EXPOSITION A DES CARCINOGENES CLASSIQUES.

- **Tabac : en moyenne 26 p/a :**

  ☞ Groupe cavité buccale/oropharynx : sur 13 patients, 8 étaient exposés au tabac avec une moyenne de 25 P/A (10 à 40), un seul était formellement non exposé et 6 dont on ne sait pas le statut vis à vis du tabac.

  ☞ Groupe larynx: les 2 patients étaient exposés, 30 P/A en moyenne (30 et 30).

  ☞ Groupe Hypopharynx : on ne sait pas.

- **Alcool :** l'exposition à l'alcool n'est relatée dans les observations de manière certaine que pour 7 patients. Pour les 11 autres, l'exposition est incertaine. Pour les 7 patients:

☞ 3 étaient certainement exposés mais les quantité et la durée d'exposition ne sont pas connues.

☞ 4 n'étaient certainement pas exposés à l'alcool.

Cependant il faut noter le nombre relativement important de **cirrhoses hépatiques**: 5 patients (**31,25%**) dont 3 cas de cirrhose d'origine alcoolique et 2 cas d'origine virale (HBV et HCV).

LA SURVIE MOYENNE APRES DIAGNOSTIC DE CANCER

Au moment de notre étude 7 patients sur les 16 (**43,75%**), sont encore en vie.

Pour la série entière la durée moyenne de survie est de **27 mois** (**2,2 ans**) allant de 2 mois à 87 mois (7, 3 ans).

☞ *Groupe cavité buccale/oropharynx* : tous stades TNM confondus la survie moyenne est de 24 mois (2 ans) allant de 2 mois à 87 mois (7,3 ans).

☞ *Groupe larynx* : la moyenne est de 44,5 mois (3,7ans), 60 mois et 29 mois pour les deux T1a N0M0 du plan glottique.

☞ *Hypopharynx* : 26 mois (2,1 ans).

Pour l'ensemble de la série :

➢ **Survie à 3 ans**: seulement 4 patients ont une survie supérieure ou égale à 3 ans (36 mois) soit **25% des patients**: un T1N0M0 du larynx (cas n° 7), un T1N0M0 de la cavité buccale, langue mobile (cas n° 8), un T1N0M0 de la cavité buccale (cas n° 15) et un T2N0M0 de la cavité buccale (cas n° 10).

➢ **Survie à 5 ans** : seulement 3 patients ont une survie supérieure ou égale à 5 ans (60 mois) soit **18,75%** des patients: un T1 N0M0 du larynx (cas n° 7) et deux T1N0M0 de la cavité buccale (cas n° 8 et 15). Il s'agit donc de stades précoces.

➢ **Survie pour les stades précoces (T1,T2,N0,N1)**: 33,5 mois soit 2,8 ans (mais à noter extrêmes 2 mois et 87 mois!) (Preciado 30,7 mois [25]).

➢ **Survie pour les stades avancés (T3,T4,N2,N3)**: 7,5 mois. (Preciado 6,8 mois[25]).

Nous avons réalisé la courbe de survie suivante selon la méthode de Kaplan et Meier :

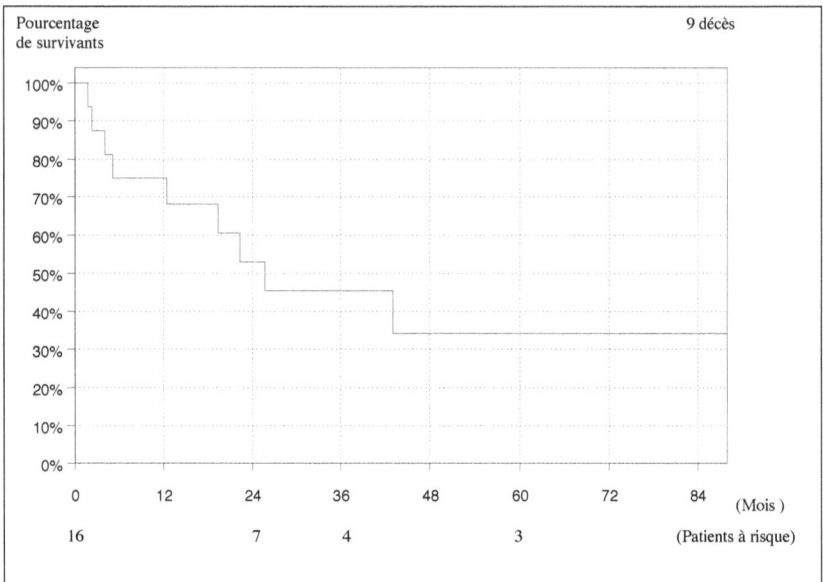

On peut constater que la pente de la courbe est fortement descendante pendant les 24 premiers mois, puis elle se stabilise. Les décès sont donc survenus majoritairement dans les deux premières années suivant le diagnostic de cancer.

LA SURVIE MOYENNE APRES GREFFE

Pour la série entière la survie moyenne après greffe est de 124,8 mois (10,4 ans) (Preciado: 8, 4 ans [25]) allant de 32 mois (2,6 ans) à 300 mois (25 ans).

La répartition selon les différents greffes est la suivante:

o **Groupe moelle**: 159 mois (13,2 ans) de 54 mois (4,5 ans) à 300 mois (25 ans) o **Groupe reins**: 141,3 mois (11, 8 ans) de 99 mois (8,2 ans) à 216 mois (18 ans)

o **Groupe foie**: 61 mois (5 ans) de 32 mois (2,6 ans), à 102 mois (8,5 ans)

o **Groupe cœur**: 111 mois (9, 2 ans)

LE DELAI GREFFE – CANCER

Il est de 98 mois (**8,2 ans**) en moyenne avec des extrêmes allant de 23 mois (**2 ans**) à 252 mois (**21 ans**).

- **Groupe rein**: 105,3 mois en moyenne (8,8 ans) allant de 45 mois (3,7 ans) à 204 mois (17 ans)

- **Groupe moelle**: 141,2 mois (11,8 ans) en moyenne allant de 23 mois (2 ans) à 252 mois (21 ans)

- **Groupe foie**: 50,7 mois (4,2 ans) allant de 23 mois (2 ans) à 102 mois (8,5 ans)

- **Cœur**: 52 mois (4,3 ans)

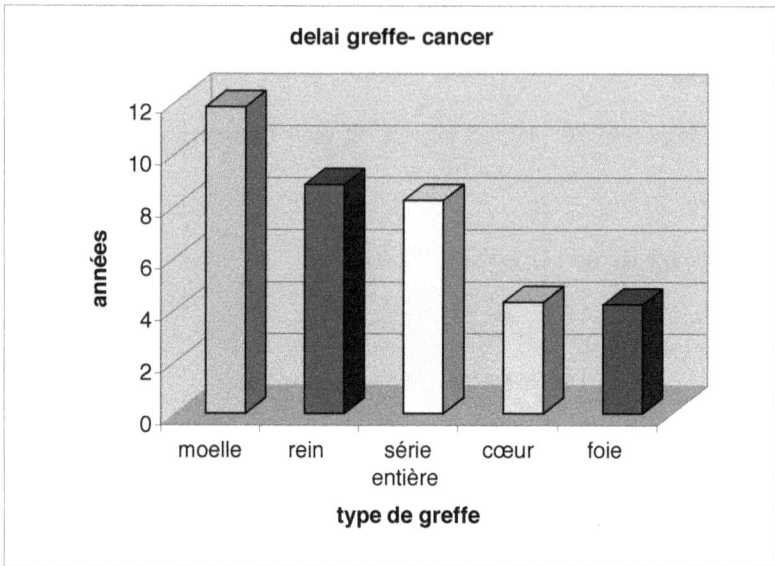

delai greffe- cancer

LA DUREE MOYENNE D'EVOLUTION DES SYMPTOMES.

- **Groupe larynx**: en moyenne 15 semaines (6 et 24 semaines).

- **Hypopharynx**: pas de données.

- **Cavité buccale/oropharynx**: en moyenne 15 semaines (2 à 60 semaines).

L'EVOLUTION DU TRAITEMENT IMMUNOSUPPRESSEUR APRES CANCER.

Pour un certain nombre de dossiers, les données concernant l'évolution des doses ou même des produits, n'ont pu être retrouvées.

Cependant, on peut noter que:

- Pour 3 patients (2 greffes de moelle et une greffe de foie) il n'a pas été noté de diminution des doses d'immunosuppresseurs.

- Pour 6 patients soit **37,5%**, il a été noté une diminution (pour 5 patients) voire un arrêt total (pour un patient) de certains immunosuppresseurs (Imurel, Ciclosporine, corticoïdes et Prograff) au moment du diagnostic de cancer ORL.

- Pour les 7 autres patients, nous n'avons pas eu les données suffisantes.

LES EPISODES DE REJET.

- Pour 3 patients, il n'a pas été noté d'épisode de rejet.

- Pour **9 patients sur 16 (56,25%)** il a été noté un ou plusieurs épisodes de rejet: 2 ont entraîné l'exérèse de la greffe, et 3 patients ont eu des GVHD aigus ou chroniques.

- Pour 4 patients, les informations étaient insuffisantes

LES PARTICULARITES CONCERNANT LE TRAITEMENT DU CANCER ORL.

Il est important de noter que dans **7 cas sur 16**, soit **43,75%**, la décision thérapeutique a été modifiée à cause du terrain immunodéprimé. Détaillons ces cas :

☞ *Cas n° 2* : T4 N0 M0 du pharyngo-larynx pour lequel un traitement chirurgical était envisageable par Sub-glosso-Pharyngo-Laryngectomie Totale associé à un évidement ganglionnaire cervical bilatéral, sur un homme de 50 ans, greffé du foie pour une cirrhose 3 ans auparavant, sous Prograff, Imurel et corticoïdes. Sur ce terrain immunodéprimé, la radiothérapie externe exclusive avait été discutée, du fait d'une certaine réticence des chirurgiens à réaliser un traitement très invasif, voire mutilant, à un patient dont le pronostic général était réservé. Finalement, vu le bon état général du patient, vu son âge et l'absence d'envahissement clinique ganglionnaire massif, la décision chirurgicale associée à une radiothérapie externe complémentaire, a été logiquement retenue, pour lui offrir les meilleures chances de survie. La décision a donc été **conforme au protocole** de l'IGR. Par la suite le patient n'a fait **aucune récidive** ni métastase avec un an de recul après traitement.

☞ *Cas n° 4*: T1a N0 M0 du 1/3 antérieur et commissure antérieure de la corde vocale droite, chez une femme de 66 ans, greffée du foie 6 ans auparavant et sous Prograff, Cellcept, Imurel et corticoïdes, pour laquelle une indication chirurgicale aurait été préférable du fait de l'atteinte de la commissure antérieure, mais qui a finalement bénéficié d'une cordectomie de type III par Endoscopie + Laser. En effet, son terrain immunodéprimé non favorable pour une anesthésie générale longue et surtout l'imprégnation par les corticoïdes, défavorable à la cicatrisation en cas de chirurgie par cervicotomie, ont fait pencher la décision vers la cordectomie au Laser par voie endoscopique, qui était du reste réalisable du fait de la bonne exposition du larynx. D'ailleurs, certains auteurs (Remacle entre autres), traitent les T1 de la corde vocale étendus à la commissure antérieure, par chirurgie Laser. Le traitement retenu a donc été **en marge du protocole** de l'IGR. L'évolution de ce patient a été très favorable, puisqu'il n'y a **pas eu de récidive** ou de métastase avec un recul de 2, 3 ans après traitement.

☞ *Cas n° 5* : T2 N0 M0 de l'angle antérieur du sinus piriforme membraneux, avec un larynx mobile, chez un homme de 52 ans, greffé du rein 8 ans auparavant pour une insuffisance rénale chronique, sous Imurel, Ciclosporine et corticoïdes, pour lequel la radiothérapie externe exclusive a été préférée à une chirurgie (de type hémi-pharyngo-laryngectomie supra-cricoïdienne et évidement ganglionnaire cervical) en rapport avec le terrain immunodéprimé. Ceci est **conforme au protocole** de l'IGR. L'évolution a montré **l'absence de récidive** et de métastase avec un recul de 2 ans après traitement.

☞ ***Cas n° 10*** : une patiente atteinte d' anémie de Fanconi, âgée de 18 ans au moment du diagnostic de cancer ORL, et qui a développé plusieurs localisations de carcinomes épidermoïdes au niveau de la cavité buccale: T2N0 de la RBMI en 98 (traité par cryothérapies) puis T1 de la gencive en 2000 (récidive après plusieurs cryothérapies donc traitement chirurgical) puis T2N0M0 du plancher latéral gauche (récidive après plusieurs cryothérapies donc traitement chirurgical par pelvi mandibulectomie).

Le terrain a nettement influencé les choix thérapeutiques : tout d'abord le choix des cryothérapies itératives, peu invasives, puis l'immunothérapie par 3 injections de LT CD3 de son frère, qui a été préférée à la radiothérapie externe à la suite de la pelvi-mandibulectomie (3 N+ R-). En effet la radiothérapie externe aurait une toxicité sur les cellules saines chez les patients atteints d'anémie de Fanconi du fait de leur instabilité chromosomique .

(*Rappel sur la maladie de Fanconi* : il s'agit d'une maladie autosomique récessive associée à une instabilité chromosomique. L'anémie de Fanconi (AF) est marquée par une hétérogénéité

94

- -

phénotypique qui inclut une insuffisance médullaire, un syndrome malformatif variable, une propension à développer des leucémies aiguës myéloïdes (LAM) et une hypersensibilité cellulaire aux agents pontant l'ADN).

Le traitement a donc été adapté au terrain et **modifié par rapport au protocole**. Le malade a eu malheureusement une **récidive tumorale** à 6 mois de la pelvi-mandibulectomie, avec une évolution tumorale rapide (décès en 6 mois).

☞ *Cas n° 11* : T2 N0M0 du 1/3 moyen du bord latéral de la langue mobile, chez un homme de 31 ans, greffé du rein pour insuffisance rénale chronique 8 ans auparavant, sous Imurel et corticoïdes, pour lequel la radiothérapie externe exclusive a été préférée à une chirurgie par glossectomie partielle et évidemment ganglionnaire cervical, ceci en rapport au terrain immunodéprimé. Le traitement à donc été **modifié par rapport au protocole**. Le patient a été en **poursuite évolutive** tumorale et ganglionnaire sous radiothérapie (décès à 3 mois après la fin de la radiothérapie)

☞ *Cas n° 14* : T2N0M0 de la zone de jonction, bord latéral de langue mobile et plancher buccal latéral , sans atteinte mandibulaire, chez un homme de 40 ans, greffé du rein 17 ans auparavant, sous Imurel, Ciclosporine et corticoïdes. L'hémi-glossectomie avait été longuement discutée du fait des difficultés d'anesthésie générale sur ce terrain. Finalement le traitement chirurgical a été retenu, conformément au protocole. D'autre part ce patient a **récidivé** 2 mois après la chirurgie, et la radiothérapie de rattrapage a été préférée à la chimiothérapie et à la chirurgie de rattrapage (qui aurait été le traitement protocolaire), toujours en rapport avec son terrain immunodéprimé. Puis le patient a à nouveau **récidivé** à 6 mois de la fin de la radiothérapie et est décédé à 14 mois de la fin de la radiothérapie. Le traitement a donc été **modifié par rapport au protocole** .

☞ *Cas n° 16* : T2N2bM0 de la région bi-maxillaire interne, au contact de la corticale interne mais sans atteinte osseuse , chez une femme de 45 ans greffée du foie 2 ans auparavant pour hémochromatose ,sous Prograff, et qui a bénéficié d'une Bucco-Pharyngectomie Trans-Mandibulaire interruptrice avec curage radical homolatéral. On avait envisagé une reconstruction par lambeau libre de péroné, ce qui n'est pas systématique dans ce type d'intervention, mais vu le terrain immunodéprimé, le risque infectieux étant trop important, la reconstruction n'a donc pas été réalisée. D'autre part la chirurgie a été aussi large que possible afin d'essayer d'éviter la radiothérapie externe complémentaire sur son terrain. Cependant, vu l'atteinte ganglionnaire (2N+R-/27N), la radiothérapie externe complémentaire de 50 Gy n'a pu être évitée. Le traitement a donc été **conforme au protocole** de

- -

l'IGR et la patient n'a **pas eu de récidive** tumorale à 3 mois de la fin

de   la   radiothérapie.

L'EVOLUTION LOCO-REGIONALE APRES TRAITEMENT.

L'évolution des cancers sous immunosuppresseurs peut être caractérisée par la rapidité de survenue d'une récidive ou d'une poursuite évolutive, et par sa résistance à la radiothérapie, témoignant d'une particulière agressivité loco-régionale.

En effet, dans notre série de patients:

Pour 8 patients soit **50%** de la série, il n'y a pas eu de récidive loco-régionale, de deuxième localisation ou de métastase à distance, avec un recul moyen de **2,4 ans** (14 jours à 5,7 ans).

A noter : Un patient est décédé à J14 post opératoire (résection partielle du maxillaire supérieur, pour un T1 du vestibule supérieur) d'une hémorragie en nappe, sur le site opératoire, très probablement due à un défaut de coagulation lié au terrain. Un autre patient est décédé d'un arrêt cardiaque en cours de séance de dialyse.

Pour les 8 autres patients :

> ➤ **3 patients** étaient en **poursuite évolutive** (2 progressions de T et une progression de N) ou **progression tumorale** sous radiothérapie externe, avec un décès survenant à 3 semaines, 2 mois et 3 mois de la fin de la radiothérapie (**1,9 mois** en moyenne).

➢ **5 patients** ont eu une **reprise évolutive ou une récidive**, tumorale ou ganglionnaire, avec une moyenne de **6,3 mois** après traitement chirurgical (2 à 11 mois), et une moyenne de **22,6 mois** après radiothérapie externe (6 mois à 4 ans). Soit **14,5 mois** en moyenne pour les 5 patients.

- o Pour un de ces patients, la récidive a été traitée par radiothérapie externe avec un recul de 3,6 ans sans récidive.

- o Pour les 4 autres, le décès est survenu pour 2 patients à 3 semaines et à 14 mois de la fin de la radiothérapie externe, et pour les 2 autres (traités par chimiothérapie palliative) à 6 mois et 9 mois de la récidive.

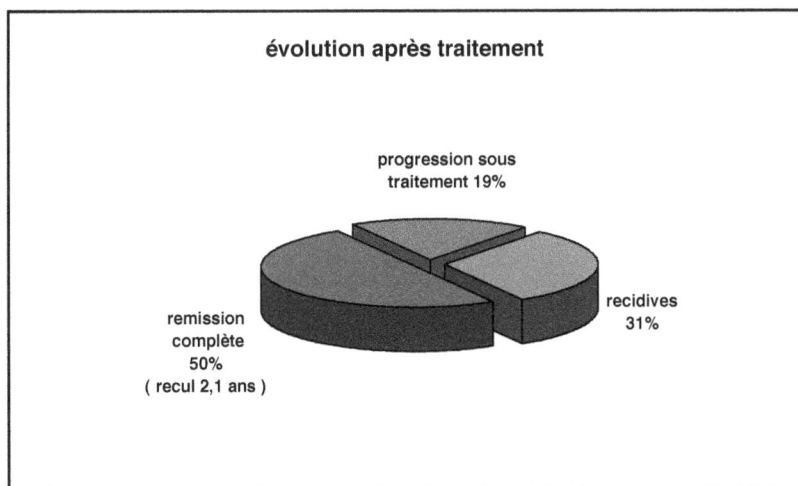

évolution après traitement

progression sous
traitement 19%

recidives
31%

remission
complète
50%
(recul 2,1 ans)

- -

LES INFECTIONS SUSPECTEES OU DOCUMENTEES PAR HPV, HIV, EBV, HBV.

Les seules infections virales retrouvées sont 3 cas d'hépatite C chroniques peu ou pas actives.

On a retrouvé pour 2 cas, une recherche EBV négative dans la tumeur.

LA CAUSE DU DECES

Au pointage, nous avons **7 patients sur 16 encore en vie**, avec un recul moyen de 2,5 ans (de 3 mois à 5,7 ans).

De ces 7 patients, **aucun n'est en évolution tumorale** ou ganglionnaire ou métastatique. Un seul a fait une récidive tumorale à 4 ans du premier traitement (glossectomie partielle). Celle-ci a été traitée par radiothérapie externe, et le patient est indemne de récidive à 3,6 ans de la fin de la radiothérapie.

Les **9 autres patients sont décédés**: 2 patients sont décédés de cause autre que l'évolution directe tumorale (un arrêt cardiaque en cours de dialyse et une hémorragie massive à J 9, au niveau du site opératoire ayant entraîné un coma puis le décès) et **7 sont décédés d'évolution tumorale** (3 patients en poursuite évolutive et 4 patients en récidive).

DISCUSSION

ANALYSE DE LA LITTERATURE

Les caractéristiques générales des carcinomes épidermoïdes de la sphère ORL, apparaissant chez des patients greffés sous traitement immunosuppresseur.

- Elles ont été étudiées dès 1981 dans une étude par Penn et Harris **[9]** relatant 17 cas de carcinomes épidermoïdes des *VADS* chez des greffés rénaux d'après le registre de DENVER.

Cette étude retrouve les caractéristiques suivantes:

L'**incidence** des carcinomes épidermoïdes des *VADS* (excluant les cancers cutanés) de 2,3% dans une série de 723 tumeurs, est inférieure à l'incidence de 4% des cancers de la cavité buccale (excluant les lèvres) du pharynx et du larynx, dans la population générale de l'époque. Si les cancers des lèvres sont inclus, l'incidence passe à 15% dans la série, comparée à 4,6% dans la population générale de l'époque.

Une caractéristique particulière est la survenue de ces cancers à un **âge plus jeune** que dans la population générale: la moyenne de l'étude est de 47,4 ans, pour une moyenne dans la population générale comprise entre 55 et 65 ans.

De même le **sexe ratio** est de 94% d'hommes pour 70 à 75% dans la population générale de l'époque.

La répartition selon la **localisation** est: 58,8% d'atteinte au niveau de la cavité buccale (10 patients dont 8 langues soit 47%), 4 atteintes du larynx (23,5 %) , une atteinte du sinus piriforme (6%) ,une atteinte du cavum et une atteinte de l'amygdale. Cette répartition est proche de notre série (13 cavités buccales, 2 larynx et 1'hypopharynx).

Pour ce qui est de la **survie**, 35% à 2 ans, 6% à 3 ans et 0% à 5 ans et 30% sont décédés par évolution directe de la tumeur.

Pour ce qui est des récidives ou des **métastases**: 17,6% des 17 malades.

Une corrélation est aussi suspectée entre le **temps d'immunosuppression** et l'apparition de cancer, sans qu'il y ait d'élément probant dans cette étude.

Harris et Penn mentionnent qu'il y avait en 1981 une controverse concernant **l'attitude à adopter vis-à-vis du traitement immunosuppresseur**: certains chirurgiens pensaient que celui-ci n'avait aucune importance sur l'évolution de la tumeur, pendant que d'autres conseillaient de réduire voire d'arrêter le traitement immunosuppresseur, espérant que le système immunitaire du patient allait se reconstituer et aider à la destruction des cellules malignes, bien qu'il y ait un risque de rejet accru.

Ils notent aussi quelques cas de régression de lymphomes après arrêt des immunosuppresseurs, mais aucun cas de carcinomes épidermoïdes.

Ils discutent aussi des **différents causes** d'apparition de ces cancers (rôle carcinogène direct des traitements immunosuppresseurs, rôle co-carcinogène de ces traitements, activation de virus carcinogènes, susceptibilité génétique) et concluent en évoquant une association de ces différentes causes.

- Une autre étude, plus récente, parue en 2000 [22], analyse les cancers de novo, apparaissant après transplantation cardiaque. Cette étude porte sur 1069 transplantés cardiaques, entre 1968 et 1998, aux Etats Unis, et retrouve 120 patients ayant développé 547 cancers avec 50,5% de ces cancers (276 tumeurs sur **80 patients**), localisés à la région cervico faciale. Parmi ces 276 tumeurs, 96,4% (266 tumeurs) étaient des cancers cutanés de la région cervico faciale et seulement 10 tumeurs soit **3,6%** (6 patients), étaient autres que cutanés (5 cavités buccales, 4 thyroïdes, une parotide).

Finalement nous avons retenu le chiffre de **5 cancers des *VADS***, a priori des carcinomes épidermoïdes de la cavité buccale.

Il est intéressant de noter plusieurs points :

- Dans cette série **16, 9% des transplantés cardiaques** ont développé un cancer (12,2% pour les transplantés hépatiques de la série de Duvoux [20]) .

Seulement 5% (6 patients) des patients ayant développé un cancer, ont eu un cancer des *VADS*, **soit 0,5% d'incidence pour la série** .

- L'écrasante majorité de cancers cutanés (96,4% des tumeurs de la région cervico faciale contre 3,6% de cancers non cutanés) .

- Le sexe ratio, pour les tumeurs solides était de 10/1.

- Par ailleurs, **66, 3%** des patients ayant développé un cancer, ont eu une tumeur solide contre 33,7% qui ont développé un lymphome.

- Le suivi moyen pour tous les cancers était de 9 ans.

- Une moyenne de 2,1 rejets par patient (tous cancers inclus).

- La moyenne de délai entre greffe et cancer solide, était de 5, 25 ans

- Dans 56,1% des cancers solides, le premier cancer était au niveau de la région cervico faciale.

- Les autres cancers développés étaient : carcinomes épidermoïdes cutanés, carcinomes basocellulaires cutanés, cancers urogénitaux, cancers gastro-intestinaux, cancer du foie, cancer du sein, mélanomes , lymphomes , sarcomes de Kaposi, cancer du système nerveux central.

- Les 10 cancers (non cutanés) de la région cervico faciale étaient classés tumeurs **agressives** (métastasées, ou nécessitant un traitement agressif ou étant directement la cause du décès).

- D'autre part, **83,3%** des 6 patients ayant développé un cancer non cutané ORL, ont fait des **métastases** et les 10 tumeurs des *VADS* (1,8%

de toutes les tumeurs) ont été responsables des 9,7% de décès de patients ayant succombé à leur cancers.

- Une infection virale a été documentée chez 142 patients: avec 56,7% d'infection par **Herpès**, puis **CMV** (50,8%), **EBV** (5,8%) et **HCV** (5%). **Aucun cas de HPV ni HIV.**

- Cette étude souligne aussi le rôle co-carcinogène de l'Azathioprine avec les radiations ultraviolet et donc potentiellement avec l'exposition solaire, dans l'apparition des cancer cutanés.

- Les auteurs concluent en soulignant que l'incidence des cancers après transplantation est importante, que la majorité de ces cancers est dans la région cervico faciale, avec une grande majorité de cancers cutanés; que ces tumeurs sont plus agressives et que tout ceci doit inciter à une surveillance plus accrue, après transplantation, notamment au niveau cervico facial (tant des *VADS* que des téguments), et à une attitude thérapeutique plus «agressive».

Influence des virus oncogéniques (HPV) sur l'apparition des carcinomes épidermoïdes la région cervico-faciale , après transplantation d'organe.

Dans une étude parue en 1990 **[12]** sur 3 cas de carcinomes épidermoïdes des *VADS* (un larynx, une base de langue et une langue mobile), apparus chez des transplantés (rein, cœur et moelle), une recherche particulière d'anatomopathologie a été faite sur les pièces d'exérèse. Celle-ci retrouve pour les 3 cas des caractéristiques classiques d'infection par Human Papilloma Virus (HPV): Koïlocytose, hyperkeratose et parakératose. On connaît le rôle important de HPV comme co-carcinogène dans les cancers génitaux, mais il est peu connu dans les carcinomes épidermoïdes des *VADS*. La revue de la littérature de cet article, montre que des antigènes structuraux d'HPV ont été détectés dans des cas sporadiques de carcinomes verruqueux du larynx, de carcinomes in situ du larynx, de carcinomes épidermoïdes et de papillomes inversés des cavités nasales et de carcinomes épidermoïdes du pharynx, amygdale, larynx, langue et base de langue.

L'étude sur ces 3 cas retrouve aussi des caractéristiques décrites dans d'autres études sur les cancers chez les greffés sous immunosuppression, à savoir une agressivité accrue des tumeurs, un âge de survenue plus précoce (18 ans, 29 et 53 ans), un rôle probable de « facteur de risque », au même titre que le tabac ou l'alcool, pour les traitements immunosuppresseurs.

Il est à noter que le rôle possible de co-carcinogène des virus comme Herpès, EBV etc...dans les carcinomes épidermoïdes des *VADS*, était déjà évoqué dans la publication de 1981 de Harris et Penn [9].

Influence de la cirrhose alcoolique sur l'apparition des carcinomes épidermoïdes ORL , après transplantation hépatique.

Sur une série parue en 1999 [20], de 90 patients transplantés hépatiques pour cirrhose hépatique, une étude comparative sur l'apparition de cancers de la tête et du cou, entre le groupe cirrhose d'origine alcoolique et le groupe cirrhose d'origine non alcoolique. Le délai greffe – cancer était de 2 ans en moyenne.

Avec un suivi moyen de 3,7 ans, 11 cancers ont été diagnostiqués, avec une incidence globale *de novo* de 12,2%, soit 26,7% pour le groupe alcoolique contre 5% pour les non alcooliques. Sur ces 11 cancers, 5 carcinomes épidermoïdes des *VADS* (2 voiles, une langue, un pharynx et un œsophage supérieur) tous les 5 appartenant au groupe cirrhose alcoolique. L'incidence des carcinomes épidermoïdes des *VADS*, dans le groupe « greffe de foie pour cirrhose alcoolique », est de 16,7%. Pour 3 cas le diagnostic a été fortuit au cours d' un examen systématique, sans symptômes, et pour les 2 autres, à la suite de dysphonie et de dysphagie. L'exposition au tabac était de 25,2 p/a en moyenne et à l' alcool de 152 g/j sur 23,8 ans en moyenne. Les traitements ont été chirurgie et radiothérapie externe. La survie a été: un cas décédé à 14 mois de localisations secondaires et 4 cas en vie à 6 et 28 mois de recul. Les autres cancers diagnostiqués étaient: cancers cutanés et lymphomes. L'étude porte aussi sur les doses d'immunosuppresseurs reçues, l'apparition ou non de rejets et leur influence sur l'apparition de cancer. Mais pour les carcinomes épidermoïdes, la différence entre le groupe « greffe de foie pour cirrhose alcoolique » et le groupe « greffe de foie pour cirrhose non alcoolique » est non significative. Les conclusions de cette étude sont : une incidence globale de 12,2% qui est supérieure aux chiffres donnés par d' autres études (6% de cancers *de novo* après transplantations hépatique pour Levy [62] mais à noter une incidence de 16,9% post transplantation cardiaque pour Pollard[22]), et une incidence de 26,7% pour les cirrhoses d'origine alcoolique. Le traitement immunosuppresseur semble jouer une rôle de facteur de risque similaire à l'alcool et au tabac pour l'apparition des carcinomes épidermoïdes des *VADS*. La recommandation finale est de **surveiller de manière très fréquente** les patients greffés du foie pour cirrhose alcoolique avec des examens systématiques et précoces oropharyngés et oesophagiens.

Influence des fortes doses d'immunosuppresseur dans l'apparition des carcinomes épidermoïdes de la région cervico-faciale, chez les transplantés d'organe.

Dans une étude publiée dans « Head and Neck, » en 2002 par Preciado [25], sur 5300 tumeurs malignes développées chez des patients ayant subi une greffe d'organe, 23 cancers de la région cervico faciale ont étés étudiés. Seulement 13 concernent les *VADS* (7 cavités buccales, 2 larynx, 2 hypopharynx, 2 cervicales non définies).

L'**incidence** dans la série est de 0,25%, alors que dans la population générale entre 50 et 54 ans, aux Etats-Unis, entre 1992 et 1996, l'incidence était de 0,0196%.

L' **âge moyen** de survenu du cancer (51 ans), est inférieur à celui observé classiquement dans la population générale.

Il y a presque 2/3 des tumeurs (61,5%) considérées comme **agressives** (Stage III et IV) et la survie semble diminuée avec une **survie globale** de 1,3 ans et une survie à 3 ans de 26%.

Mais la principale conclusion de cette étude est la **corrélation** faite entre les **fortes doses d'immunosuppresseurs reçues et la diminution significative de 2 ans, en moyenne, de la survie**. En effet pour la prednisone par exemple, la différence de survie (< à 2ans ou > à 2 ans) était significative (p= 0,0012), entre le groupe ayant reçu moins de 200mg/j et le groupe ayant reçu environ 400mg/j.

Ceci restant valable pour les autres traitements immunosuppresseurs étudiés: Ciclosporine (p=0,18), Azathioprine (p=0,028), et pour l'ensemble des traitements immunosuppresseurs prednisone + Ciclosporine + Azathioprine (p=0,021).

Les mécanismes suspectés sont les suivants :

Les patients sous fortes doses d'immunosuppresseurs ont souvent un mauvais état général, du fait des effets indésirables secondaires aux traitements mais aussi du fait des problèmes liés au rejet chronique (pour lequel ils ont ces fortes doses) et au mauvais fonctionnement de l'organe transplanté.

D'autre part, les fortes doses d'immunosuppresseurs, confèrent logiquement un mauvais état immunitaire, entraînant une baisse de vigilance vis-à-vis des cellules cancéreuses , métastatiques et des virus oncogènes.

Enfin les traitements peuvent être eux-mêmes carcinogènes (Azathioprine chez l'animal).

Par ailleurs, ces traitements pourraient potentialiser d'autres carcinogènes classiques (alcool et tabac qui comme on le sait, se potentialisent).

Au total, les auteurs de cette étude estiment que la diminution des traitements immunosuppresseurs devrait être toujours discuté, car même si celle-ci ne change pas radicalement l'évolution tumorale, la réhabilitation du système immunitaire devrait logiquement prévenir des métastases et des récidives.

Influence de la baisse des doses d' immunosuppresseurs après diagnostic de cancer ORL.

Comme on vient de le voir pour Preciado[25], il ne semblerait pas y avoir d'influence radicale de la diminution des doses d'immunosuppresseurs après le diagnostic de carcinome épidermoïde.

Keogh [39] montre la guérison d'un LMNH oral, par baisse des doses d'Azathioprine, mais bien entendu, il ne s'agit pas de carcinome épidermoïde.

En revanche, un article paru en 2000 [37] montre l'effet de la baisse des doses d'immunosuppresseurs sur 3 patients greffés rénaux et atteints de carcinomes épidermoïdes de la langue (stage I à II). Le délai entre greffe et cancer est en moyenne de 9 ans. Les doses d'immunosuppresseurs ont été diminuées et 2 patients ont accepté l'association chirurgie + chimiothérapie et radiothérapie. Ces 2 patients ont eu un suivi à 2 et 3 ans sans récidive ni métastase. Le troisième patient ayant refusé le traitement est décédé à un an du diagnostic, par métastases.

Les auteurs proposent les conclusions suivantes:

- Une surveillance plus fréquente et plus régulière linguale, clinique et par biopsies, après transplantation rénale, du fait du risque accru de cancers.

- La chirurgie, +/- chimiothérapie et radiothérapie, est le principal traitement des cancers de la langue même après transplantation rénale.

- Les tumeurs de la langue doivent être traitées, malgré l'immunodépression, car celle-ci augmente la vitesse d'apparition des récidives et des métastases.

Influence de l'histo-incompatibilité dans l'apparition des cancers chez les transplantés.

Dans une étude parue en 1991 [63] il est montré que l'histo-incompatibilité entre donneur et hôte, portant sur des antigènes mineurs du système HLA (HLA–B) serait un facteur de développement de tumeurs malignes cutanées.

A noter le fort taux de rejet dans la série de Pollard [22], avec 2,1 rejets par patient, en moyenne, chez les transplantés cardiaques ayant développé un cancer, dans les suites de la transplantation.

ANALYSE DE NOS RESULTATS PAR RAPPORT AUX RESULTATS DE
LA LITTERATURE

- **L'âge moyen** de notre étude est de **41,6 ans**, proche de la série de Penn
  [9](47,4 ans), sachant que l'âge moyen des cancers des *VADS*, dans la
  population générale est compris, pour la plupart des équipes, entre **55 et 65
  ans**. Si l'on détaille par type de cancer :

  - Pour le **groupe cavité buccale oropharynx**: pour notre série il est
    de **38,2 ans**, un chiffre **bien inférieur** aux chiffres de la population
    générale: 55 ans pour les cancers de la cavité buccale *(étude langue
    et plancher buccal, étude faite à l' IGR, entre 1975 et 1985)*, 55 ans
    aussi pour les cancers de la langue [64]; 50 à 55 ans pour le
    plancher buccal [65]; 55 à 65 ans pour la zone retro-molaire [66] et
    pour l'oropharynx de 50 à 70 ans *(Marandas, cours du Diplôme
    Universitaire de carcinologie ORL 2003)*.

  - Pour les deux **larynx**: âge moyen de 58,3 ans, ce qui correspond à
    la population générale (45 à 70 ans pour Lefebvre)[67] .

  - Pour **l'hypopharynx**: âge moyen de 52,6 ans proche aussi des
    chiffres dans la population générale (55 à 59 ans pour
    Marandas[68]).

  Donc un **âge de survenu nettement inférieur à la population générale**,
  essentiellement pour les localisations à la **cavité buccale et à**

l'oropharynx. Ceci confirme le caractère plus précoce de ce type de tumeur.

La **répartition selon le sexe**: la majorité d'hommes atteints, retrouvée dans la population générale, est aussi vrai pour notre série: **75% hommes, sexe ratio de 3**, et pour Penn[9] (94% d'hommes), Duvoux [20], Meng (100%) [37]. Pour le groupe cavité buccale/oropharynx, on retrouve 77% d'hommes, ce qui est légèrement inférieur aux 90% retrouvés dans les différentes études sur la population générale. Ceci peut être dû au fait que, le sexe ratio retrouvé dans les transplantations d'organe, est différent de celui retrouvé généralement dans les carcinomes épidermoïdes des *VADS*, avec une majorité moins écrasante d'hommes.

- **Le type de greffe** n'est pas vraiment comparable aux autres séries puisque la série de Duvoux [20] porte uniquement sur des greffes de foie, celle de Pollard [22] porte sur les transplantations cardiaques, et celle de Preciado[25] ne précise pas le type de greffe.

- **La localisation du cancer**: dans notre série nous avons une **forte majorité de localisations à la cavité buccale et à l'oropharynx**, plutôt supérieure aux autres études. En effet dans notre série nous avons **81% (13 patients) de cavité buccale/oropharynx** (dont 54% de ces 13 patients ont un cancer de langue, et 23% d' oropharynx) et 2 patients larynx (13%) et un hypopharynx (6%); pour Preciado [25], il y a aussi une majorité de cavité buccale (**54%**) et seulement 15% de larynx et 15%

d'hypopharynx. Pour la série de Penn, **58,8%** de cavité buccale (10 patients dont 8 langues soit 47%), 4 larynx (**23,5%**), un sinus piriforme (6%), et un cavum et une amygdale. Cette répartition est proche de notre série. Les proportions sont donc équivalentes avec les autres études entre cavité buccale, larynx et hypopharynx.

Nous n'avons pas d'explication à ce nombre relativement important d'atteinte de la cavité buccale, mais on connaît la plus grande fréquence de ces localisations lorsqu'il n'y a pas le terrain classique (alcool + tabac), notamment chez la femme et le sujet jeune.

- **Stades des Cancers**: nous avons dans notre série une **majorité de T1 et T2** (un total de **81,25%**), une **quasi totalité de N0** (**87,5%**) et la totalité M0 (**100%**). Soit **75%** de cancers considérés comme à un **stade précoce (T1, T2, N0, N1,M0)** et 25% à un stade avancé ou considérés comme tumeurs agressives (T3, T4, N2, N3, M1). Pour Pollard [22], Bradford [12], et Preciado [25], la proportion est inversée avec respectivement 100%, 66% et 61,5% de cancers diagnostiqués à un stade avancé, contre 25% dans notre étude. Ceci est probablement dû au fait que les patients vus par les correspondants de l'Institut Gustave Roussy, sont adressés plus rapidement en consultation.

- **L'intervalle greffe- cancer**: il est relativement **comparable aux autres études** puisqu'il est de **8,2 ans** pour notre série contre 7,3 ans pour Bradford [12], de 9 ans pour Meng [37], et de 9,1 ans pour Preciado [25].

Seules les études de Penn et Pollard [22] ont des chiffres inférieurs: respectivement de 5,6 et 5,2 ans.

- **Le terrain**: à noter un nombre important, dans notre série, de patients atteints de **cirrhose hépatique: 5 patients** (**31,25%**) pour seulement 4 patients ayant eu une greffe hépatique: cet élément peut être expliqué en partie par la proximité entre le centre de greffe hépatique de l'hôpital Paul Brousse et l'IGR. Pour l'exposition au tabac on retrouve dans notre série une moyenne de **26 paquets/années**, identiques aux 25 paquets/ années, dans la série de Duvoux [20], et nettement inférieur aux 41,6 p/A de la série de Bradford; Pour Preciado [25], environ **93%** des patients atteints de cancers des *VADS*, avaient une exposition importante au tabac, contre **63% dans notre série** (mais pour 43% de nos patients, nous n'avions pas le passé tabagique…). Pour l'exposition à l'alcool, nous n'avons pas eu assez d'information pour 56% des patients (seulement 3 patients avaient une consommation alcoolique évaluable mais non chiffrable).

- **L'infection par un virus supposé carcinogène**: nous n'avons retrouvé dans notre série aucun cas d'infection documentée par HPV, HIV, ou HBV, mais seulement 3 cas d'hépatite C. Donc nous ne pouvons tirer aucune conclusion quand au rôle possible de carcinogène de ces virus.

- **La durée d'évolution des symptômes**: pour notre série elle est de **3,7 mois** en moyenne. Cette notion , qui peut en partie refléter l'agressivité ou

- -

la rapidité d'évolution de la tumeur, n'est relatée que dans une des séries (série de Bradford [12] pour 2 patients: 6 mois et 7 mois).

- **Survie :**

Pour un chiffre de survie globale, on peut juste comparer les **25% de survie à 3 ans** de notre série, tous cancers confondus, aux 26% de survie à 3 ans pour la série de Preciado [25] et aux 35% à 2 ans pour Penn [9] (à noter 0% de survie à 5 ans contre 18,75% pour notre série). Pour le reste, essayons de détailler par type de cancer:

Pour les **cancers du sinus piriforme**, Marandas [68] donne une survie de **25% à 3 ans** après traitement par radiothérapie exclusive et entre 14 à 18% à 5 ans. Dans notre série, le patient atteint du cancer du sinus piriforme et traité par radiothérapie externe, a eu une survie de **2,1 ans** .

Pour les **cancers du larynx**: notre moyenne de survie est de **3,7 ans** (2,4 ans et 5 ans) pour les deux T1 du plan glottique dont un a eu un traitement chirurgical et un qui a eu de la radiothérapie externe exclusive. La conférence de Toronto de 1975 donnait 72% de survie à 5 ans pour les T1 du plan glottique, Lefebvre [67] donne 76% de survie à 5 ans après traitement chirurgicale et Lusinchi *(IGR 1989)* donne 77,3% à 5 ans après radiothérapie externe exclusive; Landis dans « *Cancer satistics* » en 1998, donne le chiffre de 69% de survie à 5 ans pour les cancers du larynx.

Pour les **cavités buccales/oropharynx**: notre moyenne de survie est de **2 ans**. Si on compare ce chiffre avec l'étude fait à l'IGR, sur 140 tumeurs de la cavité buccale (70 langues et 70 planchers buccaux), traitées entre 1975 et 1985 par un protocole associant chirurgie, chimiothérapie et radiothérapie, on retrouve pour cette étude une survie à 5 ans de **53%**. Landis dans « *Cancer statistics*» en 1998, donne le chiffre de **55%** de survie à 5 ans pour les cancers de la cavité buccale. Dans notre série, la **survie à 5 ans** des patients ayant un cancer de la cavité buccale, est de **15,3%** (2 patients sur 13), patients traités pour la majorité par chirurgie + radiothérapie.

Au total ces résultats de survie sont donc bien inférieurs à ceux de la population générale, confirmant le caractère plus agressif de ces cancers.

Pour ce qui est de la **survie selon le stade**, Preciado [25]retrouve pour les Stage III et IV une survie moyenne de 6,8 mois et pour les Stage I et II une survie de 30,7 mois. Dans notre étude on retrouve une survie moyenne pour les **Stage III et IV de 7,5 mois** et **de 33,5 mois** pour les **Stage I et II,** donc des chiffres très proches.

L'évolution de ces cancers est donc rapide, ce d'autant plus qu'ils sont pris en charge à un stade avancé.

De plus, dans notre série, la progression tumorale est directement la cause d'une évolution fatale dans une très large majorité des cas (78%).

- **Poursuite évolutive, récidives ou métastases:** Les chiffres sont très variables, dans les différentes séries: Pollard [22] retrouve 83% de récidives ou de métastases après traitement, et Penn et Harris [9] eux, retrouvent seulement 17,6% de métastases (14,2% de métastases pour les planchers buccaux et 10% pour les langues pour l'étude IGR 1985). Pour notre série nous avons retrouvé **31% de récidives locales ou régionales**, avec **0% métastase**, mais si l'on ajoute les 3 patients en poursuite évolutive sous traitement (radiothérapie externe), on atteint **50% d'échec loco-régional**. Pour l'étude IGR (langue et plancher buccal, étude faite à l' IGR, entre 1975 et 1985), on retrouve des taux d'échec loco-régionaux après traitement de **24,2%** pour les planchers et **28,5%** pour les langues.

On constate donc un chiffre d'echec loco-régional **nettement supérieur** par rapport à la population générale avec encore la confirmation que ces cancers sont **plus agressifs**, **plus résistants aux traitements**, et donc **plus difficiles à traiter**.

- **Rejets :** nous avons peu de chiffres dans les études: Pollard mentionne dans son étude [22] qu'il y a eu 2,1 épisodes de rejet par patient en moyenne. Pour notre série, nous avons retrouvé 56,25% des patients ayant eu un ou plusieurs épisodes de rejet documenté. Cependant, tous les épisodes de rejet n'ont peut être pas été mentionnés dans nos dossiers. D'autre part Pollard [22] ne s'est intéressé qu'aux transplantations cardiaques.

- **Traitement immunosuppresseur**

Malheureusement, nous avons eu trop peu d'information sur les doses des traitements immunosuppresseurs dans nos dossiers pour pouvoir apporter des éléments de discussion aux observations de Preciado [25]qui, lui, a montré l'existence d'une **corrélation** entre les **fortes doses** d'immunosuppresseurs reçues avant le cancer et la **diminution significative de 2 ans, en moyenne, de la survie.** Il n'y a pas, par ailleurs, de consensus clair, concernant l'attitude à adopter vis à vis du traitement immunosuppresseur, une fois que le diagnostic de cancer à été fait. En effet d'un côté, une baisse de l'immunosuppression met le greffon en danger par risque accru de rejet, et de l'autre, il semblerait logique, comme le conclue Preciado [25] dans son article, que la réhabilitation du système immunitaire puisse aider à prévenir des récidives, des autres localisations et des métastases. Pour notre série on a constaté dans 37,5% des cas (soit 6 patients) une diminution des doses ou un arrêt (pour l'Azathioprine), après le diagnostic de cancer. Mais il faut noter que chez 5 des 6 patients (soit 83,3%) qui ont eu une diminution du traitement immunosuppresseur, il n'y pas eu de récidive, ni de métastase. Peut-on penser qu'il s'agit d'une coïncidence ou bien conclure qu'il y a un effet réel constaté sur l'évolution tumorale après la baisse de l'immunosuppression ?

- **Traitement du cancer**

Comme nous l'avons vu, dans notre série, dans **43,75%**, le choix du mode de traitement a été nettement influencé par le terrain immunodéprimé.

Pour la plupart des cas (n° 4, 5, 10, 11, 14), le terrain a fait opter pour une **thérapeutique moins invasive** (ex: radiothérapie externe contre chirurgie, ou Laser Endoscopique contre cervicotomie, ou cryothérapie contre chirurgie) du fait de problèmes de cicatrisation (ex: par imprégnation par les corticoïdes, cas n° 4), et de contre-indication à l'anesthésie générale. En effet, dans le cas n°11, où la radiothérapie exclusive a été préférée à la chirurgie associée à la radiothérapie, du fait du terrain; pour le cas n° 14 aussi, qui n'a pas pu bénéficier de chirurgie ni de chimiothérapie de rattrapage après récidive.

Pour d'autres cas (n° 16 et cas n°2) l'attitude thérapeutique a été maximaliste, conformément au protocole de l'IGR, et ce malgré le terrain. En effet, dans le cas n° 16 et le cas n°2, les patients ont subit une chirurgie lourde et mutilante.

Mais l'élément qui ressort de nos résultas est le suivant: **chaque fois que le traitement a été conforme au protocole** de l'IGR (cas n° 2, 5 et 16), les patients ont été **indemnes de récidive** ou de progression tumorale. A l'opposé, pour les cas n°10, 11 et 14, le traitement a du être modifié par rapport au protocole, et dans ces 3 cas, les patients ont été soit en récidive tumorale, soit en progression tumorale sous traitement. Nous serions donc tentés de conclure que les **modifications d'indications par rapport au protocole** (c'est à dire par rapport à des attitudes thérapeutiques bien codifiées et dont la validité a été montrée), **n'ont pas été bénéfiques** aux patients.

Au total, dans notre série, il n'y a **pas de consensus** concernant **l'attitude thérapeutique** vis à vis de ces cancers particuliers. Les décisions ont été prises au cas par cas (ce d'autant qu'ils sont peu fréquents) en tenant compte, du caractère **agressif et rapidement évolutif** de ces cancers, faisant opter pour un **traitement** maximaliste pour les patients en bon état général et pouvant supporter ces traitements, et faisant opter pour des **thérapeutiques moins invasives** lorsque **le terrain très fragile** était non propice à la chirurgie.

Dans les autres études publiées, il n'y a pas non plus de consensus sur l'attitude thérapeutique. Meng [37] souligne l'importance de la chirurgie, avec chimiothérapie et radiothérapie, quand cela est réalisable, pour le traitement des cancers de la langue après transplantation rénale, malgré l'immunodépression.

Mais nos résultats semblent montrer que, malgré le terrain particulier que constitue la greffe d'organe avec son traitement immunosuppresseur, les décisions thérapeutiques doivent se rapprocher au maximum des indications classiques et protocolaires.

Pour finir, **tous les auteurs s'accordent pour dire que la surveillance et le dépistage précoce des cancers ORL chez les transplantés, sont primordiaux.** .

- -

CONCLUSION

Notre étude est parmi les plus conséquentes publiées depuis une trentaine d'années. En effet, avec 16 cas, elle se situe juste derrière l'étude du registre de Denver (17 cas), publiée par Harris et Penn en 81 [9]. De plus, contrairement à certaines séries, elle a l'avantage d'être issue d'un seul centre, avec comme conséquence, une uniformité dans la prise en charge des patients, dans le recueil et l'exploitation des données, mais aussi un recul très important (23 ans). Enfin il faut souligner que l'absence de registre des tumeurs chez les greffés à l'IGR, fait que notre série est loin d'être exhaustive.

Par l'analyse de nos résultats nous avons confirmé certaines des caractéristiques de ces carcinomes épidermoïdes des *VADS* chez le patient greffé, décrites dans d'autres séries:

☞ Un âge de survenue **plus précoce** que dans la population générale, mais se rapprochant de l'âge de survenue des cancers chez les non-fumeurs non-buveurs.

☞ Un **délai** de survenue du cancer après la greffe, comparable aux autres études qui le situent entre **5 et 10 ans.**

☞ Une **prédominance masculine** légèrement **moins marquée** que classiquement.

☞ Une **rapidité d'évolution et une agressivité plus marquées** (durée d'évolution des symptômes, survie diminuée).

☞ Une **plus grande résistance au traitement** (augmentation des échecs loco-régionaux des traitements, responsabilité dans l'évolution fatale plus fréquente).

☞ Des **difficultés de prise en charge plus importantes** (gestion du traitement immunosuppresseur, terrain fragile, indications thérapeutiques difficiles).

Plusieurs éléments ressortant dans notre étude, se démarquent des autres séries: l'écrasante **majorité d'atteinte de la cavité buccale**, le nombre important de patients ayant eu une **cirrhose hépatique**, la forte majorité de cancers découverts à un **stade précoce** avec quasiment **pas d'atteinte ganglionnaire et aucune métastase**.

En revanche, certains points qui ont fait l'objet d'une étude particulière dans d'autres séries, n'ont pu être confirmés: la corrélation entre la **survie et la dose d'immunosuppresseurs** reçue (par manque de données sur les doses), le rôle des **virus carcinogènes** (par exemple par absence de recherche particulière d'HPV).

Enfin, plusieurs questions restent, dans la littérature ainsi que dans notre étude, sans réponse consensuelle:

☞ Quelle est l'influence réelle des **modifications de doses** d'immunosuppresseurs et du nombre et/ou du type de **rejets** dans l'apparition et l'évolution de ces cancers?

☞ Quelle est la responsabilité des **virus co-carcinogènes** dans l'apparition de ces cancers (HPV)?

☞ Y-a-t-il un effet carcinogène direct in vivo de certaines **drogues immunosuppressives** (ciclosporine, corticoïdes) dans l'apparition des ces carcinomes épidermoïdes des *VADS*?

☞ Quelle attitude faut-il adopter vis à vis du **traitement immunosuppresseur**? Même si nos résultats semblent montrer un bénéfice à la baisse du traitement immunosuppresseur, y-a-t-il un intérêt véritable, carcinologiquement, à baisser les doses ou arrêter certaines drogues? Faut-il au contraire privilégier l'absence de rejets (ce qui est le cas lorsqu'il s'agit d'organes vitaux)?

☞ Quelle attitude concernant le **traitement du cancer ORL**? Notre analyse semble montrer logiquement que les résultats, en terme de récidive et d'évolution tumorale, sont meilleurs lorsque le traitement se rapproche des indications classiques sur terrain lambda. Mais l'attitude thérapeutique reste souvent envisagée au cas par cas, et les traitements protocolaires ne sont pas toujours réalisables.

☞ Quelle attitude concernant la **surveillance**? Certes, celle-ci doit être renforcée, par un bilan clinique ORL régulier et plus fréquent que pour la population générale, mais faut-il y associer un bilan d'imagerie systématique et régulier (PET Scan)? Faut-il créer des consultations ORL

- -

dans les centres de greffes afin que le dépistage soit le plus précoce et le plus efficace possible?

Pour conclure, notre étude, qui portait sur une série de 16 patients, ayant subi une transplantation d'organe et ayant par la suite développé un carcinome épidermoïde des *VADS*, nous a permis de confirmer des données connues, de noter des caractéristiques différentes des autres études, et enfin de dresser la liste des questions sans réponses qui se posent pour aborder et mieux prendre en charge ces patients transplantés. D'autres séries, d'autres études portant particulièrement sur ces cancers, seraient donc nécessaires pour apporter des éléments de réponses. En attendant ces travaux, et dans l'immédiat, il nous semble que deux mesures seraient intéressantes à prendre: la création d'un registre français des tumeurs des *VADS* chez les patients greffés, et la recherche systématique de virus au niveau de toutes les tumeurs chez les greffés, comme elle devrait l'être devant toute tumeur survenant chez un patient non-fumeur et non-buveur.

BIBLIOGRAPHIE

1. Fahey, J.L., *Cancer in the immunosuppressed patient*. Ann Intern Med, 1971. **75**(2): p. 310-2.

2. Penn, I. and T.E. Starzl, *Immunosuppression and cancer*. Transplant Proc, 1973. **5**(1): p. 943-7.

3. Penn, I., *Immunosuppression and cancer. Importance in head and neck surgery*. Arch Otolaryngol, 1975. **101**(11): p. 667-70.

4. Penn, I., *The incidence of malignancies in transplant recipients*. Transplant Proc, 1975. **7**(2): p. 323-6.

5. Mullen, D.L., et al., *Squamous cell carcinoma of the skin and lip in renal homograft recipients*. Cancer, 1976. **37**(2): p. 729-34.

6. Penn, I., *Development of cancer as a complication of clinical transplantation*. Transplant Proc, 1977. **9**(1): p. 1121-7.

7. Penn, I., *Malignancies associated with immunosuppressive or cytotoxic therapy*. Surgery, 1978. **83**(5): p. 492-502.

8. Penn, I., *Development of cancer in transplantation patients.* Adv Surg,

1978. **12**: p. 155-91.

9. Harris, J.P. and I. Penn, *Immunosuppression and the development of*

malignancies of the upper airway and related structures. Laryngoscope,

1981. **91**(4): p. 520-8.

10. Penn, I., *Cancer is a complication of severe immunosuppression.* Surg

Gynecol Obstet, 1986. **162**(6): p. 603-10.

11. Penn, I., *The occurrence of malignant tumors in immunosuppressed*

states. Prog Allergy, 1986. **37**: p. 259-300.

12. Bradford, C.R., et al., *Squamous carcinoma of the head and neck in organ*

transplant recipients: possible role of oncogenic viruses. Laryngoscope,

1990. **100**(2 Pt 1): p. 190-4.

13. Honda, H., et al., *Clinical and radiologic features of malignant neoplasms*

in organ transplant recipients: cyclosporine-treated vs untreated patients.

AJR Am J Roentgenol, 1990. **154**(2): p. 271-4.

14. Thomas, D.W., S.V. Seddon, and J.P. Shepherd, *Systemic immunosuppression and oral malignancy: a report of a case and review of the literature*. Br J Oral Maxillofac Surg, 1993. **31**(6): p. 391-3.

15. Pierga, J.Y., et al., *Secondary solid malignant tumors occurring after bone marrow transplantation for severe aplastic anemia given thoraco-abdominal irradiation*. Radiother Oncol, 1994. **30**(1): p. 55-8.

16. Goldstein, D.J., et al., *De novo solid malignancies after cardiac transplantation*. Ann Thorac Surg, 1995. **60**(6): p. 1783-9.

17. Mihalov, M.L., et al., *Incidence of post-transplant malignancy among 674 solid-organ-transplant recipients at a single center*. Clin Transplant, 1996. **10**(3): p. 248-55.

18. Ioachim, H.L., *Immune Deficiency: Opportunistic tumors*. **Encyclopedia of Cancer**, 1997. **II**: p. 901- 914.

19. Seymour, R.A., J.M. Thomason, and A. Nolan, *Oral lesions in organ transplant patients*. J Oral Pathol Med, 1997. **26**(7): p. 297-304.

20. Duvoux, C., et al., *Increased incidence of oropharyngeal squamous cell carcinomas after liver transplantation for alcoholic cirrhosis.* Transplantation, 1999. **67**(3): p. 418-21.

21. Veness, M.J., et al., *Aggressive cutaneous malignancies following cardiothoracic transplantation: the Australian experience.* Cancer, 1999. **85**(8): p. 1758-64.

22. Pollard, J.D., et al., *Head and neck cancer in cardiothoracic transplant recipients.* Laryngoscope, 2000. **110**(8): p. 1257-61.

23. Haagsma, E.B., et al., *Increased cancer risk after liver transplantation: a population-based study.* J Hepatol, 2001. **34**(1): p. 84-91.

24. Winkelhorst, J.T., et al., *Incidence and clinical course of de-novo malignancies in renal allograft recipients.* Eur J Surg Oncol, 2001. **27**(4): p. 409-13.

25.	Preciado, D.A., A. Matas, and G.L. Adams, *Squamous cell carcinoma of the head and neck in solid organ transplant recipients*. Head Neck, 2002. **24**(4): p. 319-25.

26.	Berger, H.M., et al., *Epidermoid carcinoma of the lip after renal transplantation. Report of two cases*. Arch Intern Med, 1971. **128**(4): p. 609-12.

27.	Lee, Y.W. and S.D. Gisser, *Squamous cell carcinoma of the tongue in a nine year renal transplant survivor: a case report with a discussion of the risk of development of epithelial carcinomas in renal transplant survivors*. Cancer, 1978. **41**(1): p. 1-6.

28.	Pindborg, J.J. and S. Hillerup, *Carcinoma of the buccal mucosa in a 38-year renal transplant survivor*. Tandlaegebladet, 1984. **88**(11): p. 402-4.

29.	Pace-Balzan, A. and M.S. Timms, *Intranasal squamous cell carcinoma in a renal transplant recipient on long term immunosuppression*. Postgrad Med J, 1987. **63**(745): p. 989-91.

30. Demetrick, D.J., et al., *Human papillomavirus type 16 associated with oral squamous carcinoma in a cardiac transplant recipient.* Cancer, 1990. **66**(8): p. 1726-31.

31. Piller, P., et al., *[Rhabdomyosarcoma of the nasopharynx occurring with immunosuppressive treatment with cyclosporin A. Apropos of a case].* Ann Otolaryngol Chir Cervicofac, 1991. **108**(1): p. 38-40.

32. Regev, E., R. Zeltser, and J. Lustmann, *Lip carcinoma in renal allograft recipient with long-term immunosuppressive therapy.* Oral Surg Oral Med Oral Pathol, 1992. **73**(4): p. 412-4.

33. Shiong, Y.S., et al., *Epstein-Barr virus-associated T-cell lymphoma of the maxillary sinus in a renal transplant recipient.* Transplant Proc, 1992. **24**(5): p. 1929-31.

34. Swoboda, A. and V. Fabrizii, *Tonsillar carcinoma in a renal graft recipient treated with cyclosporine A.* Clin Nephrol, 1993. **39**(5): p. 272-4.

35.   Namyslowski, G., et al., *[A case of laryngeal carcinoma as a result of immunosuppressive therapy with cyclosporin A following heart transplantation]*. Otolaryngol Pol, 1994. **48**(1): p. 72-4.

36.   Somers, G.R., et al., *Squamous cell carcinoma of the tongue in a child with Fanconi anemia: a case report and review of the literature*. Pediatr Pathol Lab Med, 1995. **15**(4): p. 597-607.

37.   Meng, S. and L. Jiamei, *Management of tongue cancer in the patient who is systemically immunosuppressed: a preliminary report*. Oral Surg Oral Med Oral Pathol Oral Radiol Endod, 2000. **90**(6): p. 689-93.

38.   Bilinska-Pietraszek, E., et al., *[A case of tongue neoplasm in a 15-year old patient treated with immunosuppressants for renal insufficiency]*. Otolaryngol Pol, 2001. **55**(1): p. 95-7.

39.   Keogh, P.V., V. Fisher, and S.R. Flint, *Resolution of oral non-Hodgkin's lymphoma by reduction of immunosuppressive therapy in a renal allograft*

recipient: a case report and review of the literature. Oral Surg Oral Med

Oral Pathol Oral Radiol Endod, 2002. **94**(6): p. 697-701.

40.   Hernandez, G., et al., *Rapid progression from oral leukoplakia to*

carcinoma in an immunosuppressed liver transplant recipient. Oral

Oncol, 2003. **39**(1): p. 87-90.

41.   Malassagne, B., et al., *Immunité de Greffe*. Immunologie , 4° edition,

coordonatrice Noelle Genetet, 2002. **1**(21): p. 581.

42.   Medina, J.E., et al., *Head and neck manifestations of the chronic graft vs.*

host disease. Laryngoscope, 1984. **94**(9): p. 1145-51.

43.   Baumann, G., Borel JF. Mecanismes moleculaires de l'action des agents

immunosuppresseurs. Med Sci, 1992, 8: 366-371.

44.   Chan GLC, P.D., Canafax DM, Johnson ,CA. The therapeutic use of

azathioprine in renal transplantation. Pharmacotherapy, 1987, 7. 165-177.

45.   Hricik DE, A.W.W., Strom TB. Trends in the use of glucocorticoids in

renal transplantation. Transplantation, 1994, 57: 979-989.

- -

46.   Christians U, S.K., *Cyclosporine metabolism in transplant patients.*

Pharmacol Ther, 1993. **57**: p. 291-345.

47.   Skorecki KL, R.e.W., Schrier RW. Acute cyclosporine nephrotoxicity.

Prototype for a renal membrane signalling disorder. Kidney Int, 1992, 42:

I-JO.

48.   Peters DH, F.A., Plosker GL, Faulds D. Tacrolimus. A review of its

pharmacology and therapeutic potentiel in hepatic and renal

transplantation. Drugs, 1993, 46: 746-794.

49.   Lewis R, P.J., Sprayberry et al. Stability of renal allograft glomerular

filtTation rate associated with long-term use of cyclosporine A.

Transplantation, 1993, 55: IO14-lO17.

50.   Ballhaus, S. and G. Grevers, *[Laryngeal cancer in immunosuppressive*

therapy with cyclosporin A]. Laryngol Rhinol Otol (Stuttg), 1988. **67**(7):

p. 369-72.

51. Penn, I., *Cancers after cyclosporine therapy.* Transplant Proc, 1988. **20**(1 Suppl 1): p. 276-9.

52. Catros-Quemener, V., *Immunité et cancer.* Immunologie , 4° edition, coordonatrice Noelle Genetet, 2002. **1**(25): p. 725.

53. D. Farge and J.-M. Extra, *cancers après transplantations d'organes et de greffe de moelle.* site de l' UNLE: Union Nationale Leucémie et Espoir.

54. Hoover R and Fraumenti JF Jr *Risk of cancer in renal transplant recipients.* Lancet, 1973. **2**: p. 55-7.

55. Hardie IR, Strong RW, and Hartley LCJ, *Skin cancer in Caucasian renal allograft recipients living in a subtropical climate.* Surgery, 1980. **87**: p. 177-83.

56. Cooper, S.M. and F. Wojnarowska, *The accuracy of clinical diagnosis of suspected premalignant and malignant skin lesions in renal transplant recipients.* Clin Exp Dermatol, 2002. **27**(6): p. 436-8.

57.   Beral V and N. R., *Overview of the epidemiology of immunodeficiency-associated cancers*. J Natl Cancer Inst Monogr., 1998. **23**): p. 1-6.

58.   Gehanno P. , et al., *Buccopharyngeal Kaposi's sarcoma in AIDS. Apropos of 51 cases*. Ann Otolaryngol Chir Cervicofac, 1988. **105(6)**: p. 453-7.

59.   Barry B, G.P., *Squamous cell carcinoma of the ENT organs in the course of the HIV infection*. Ann Otolaryngol Chir Cervicofac, 1999. **116(3)**: p. 149-53.

60.   Rovelli, A., et al., *Follicular cell carcinoma of the thyroid in a child after bone marrow transplantation for acute lymphoblastic leukemia*. Acta Haematol, 1997. **97**(4): p. 225-7.

61.   Sanders, J.E., *Late effects in children receiving total body irradiation for bone marrow transplantation*. Radiother Oncol, 1990. **18 Suppl 1**: p. 82-7.

62.   Levy, *De novo malignancy following liver transplantation : a single center study*. Transplant Proc, 1993. **25**: p. 1397.

63. Bouwes-Bavinck JN and coll, *Relation between skin cancer and HLA antigens in renal transplant recipients*. New England Journal of Medecine, 1991. **325**: p. 843.

64. Baillet, et al., *Cancers de la langue*. Encycl Med Chir (Paris) ORL, 1995. **20-627-A-10**(11p 2° edition).

65. Marandas, P., A. Gerbaulet, and B. Luboinski, *tumeurs malignes du plancher de la bouche*. Encycl Med Chir (Paris) ORL, 1991. **20-627-D10**: p. 16p.

66. Marandas, P., et al., *Cancers de la face interne de joue et de la région retromolaire*. Encycl Med Chir (Paris) ORL, 1998. **20-627-C10**: p. 9p.

67. Lefebvre, J., J. Pignat, and D. Chevalier, *Cancer du larynx*. Encycl Med Chir (Paris) ORL, 1993. **20-710-A-10**: p. 24p.

68. Marandas, P., et al., *Cancers du sinus piriforme*. Encycl Med Chir (Paris) ORL, 1996. **20-605-A-10**: p. 14p.

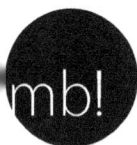

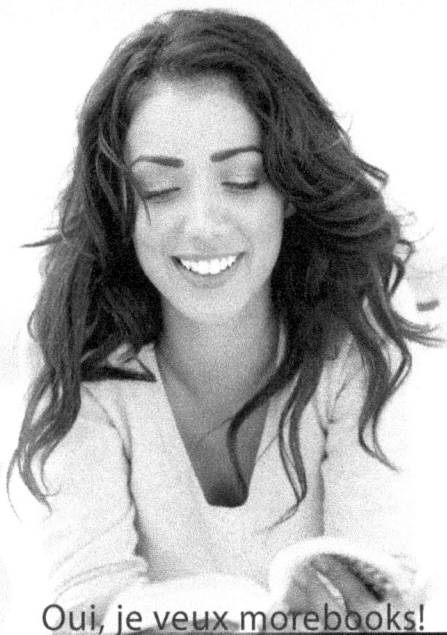

www.ingramcontent.com/pod-product-compliance
Lightning Source LLC
Chambersburg PA
CBHW021102210326
41598CB00016B/1292